全国高等医药院校精品教材

生理学概论

主　编　张秀娟

副主编　周光纪　　刘古锋

编　者　（以姓氏笔画为序）

王俊芳　　刘古锋　　吴洪福

吴嫦丽　　张兆强　　张秀娟

范爱辉　　罗海兵　　周光纪

徐明锋　　裴轶劲

中国医药科技出版社

内 容 提 要

本教材内容共 12 章，介绍了人体生理学的基本理论知识，主要包括：绪论、细胞的基本功能、血液、血液循环、呼吸、消化与吸收、能量代谢与体温、尿的生成和排出、感觉器官的功能、神经系统、内分泌和生殖。本教材特别适用于医学院校非医学专业学制短、要求对医学专业知识有初步了解的学生使用。

本教材可供对医学感兴趣的一般读者阅读。

图书在版编目（CIP）数据

生理学概论/张秀娟主编．—北京：中国医药科技出版社，2017.6

全国高等医药院校精品教材

ISBN 978 - 7 - 5067 - 9601 - 9

Ⅰ．①生…　Ⅱ．①张…　Ⅲ．①人体生理学 - 高等学校 - 教材　Ⅳ．①R33

中国版本图书馆 CIP 数据核字（2017）第 272642 号

美术编辑　陈君杞
版式设计　张　璐

出版　中国医药科技出版社
地址　北京市海淀区文慧园北路甲 22 号
邮编　100082
电话　发行：010 - 62227427　邮购：010 - 62236938
网址　www. cmstp. com
规格　787×1092mm $\frac{1}{16}$
印张　$10\frac{3}{4}$
字数　216 千字
版次　2017 年 6 月第 1 版
印次　2022 年 1 月第 3 次印刷
印刷　三河市百盛印装有限公司
经销　全国各地新华书店
书号　ISBN 978 - 7 - 5067 - 9601 - 9
定价　26.00 元

前 言

现代的医学院校也开设一些与医学相关的非医学专业，如公共事业管理、信息管理与信息系统、食品质量与安全、生物医学工程、医疗保险、应用心理学、医学英语、社会工作、劳动与社会保障等专业，这些专业的学生主修课程是非基础医学或临床医学的课程，但因其专业与医学有一定的相关性，他们仍需了解人体结构和功能的基础医学知识，以便为其后续课程学习及其在所学专业领域中更好地发展而奠定必要的理论基础。

人体生理学是阐明人体及其各组成部分正常功能活动规律的一门学科。针对医学院校非医学专业学生学制短，并要求对医学专业知识有初步了解的特点，广东医科大学生理学教研室全体教师为医学院校的非医学专业学生编写了这本《生理学概论》。本教材涵盖了人体生理学的基本理论知识，且内容精炼、重点突出。本教材适合医学院校非医学专业本科学生、医学专科、成人教育使用，也可供对医学感兴趣的一般读者阅读。

衷心地感谢广东医科大学生理学教研室全体老师在本教材编写中所付出的辛苦和努力！本教材中如存在不足之处，恳请广大师生指正。

编 者

2017 年 5 月

目 录

第三章 血液 / 29

第四章 血液循环 / 40

第七章　能量代谢与体温　/ 92

第八章　尿的生成和排出　/ 98

第九章　感觉器官的功能　/ 113

第一章 绪 论

第一节 生理学的研究内容及其与医学的关系

一、生理学研究的内容

生理学（physiology）是生物科学的一个分支，是研究生物体及其各个组成部分正常功能活动规律的一门科学。生物体也称有机体，简称机体，是自然界中有生命的物体的总称，包括一切动物、植物和微生物。人和许多高等动物的机体结构复杂，由不同的系统、器官、组织和细胞所组成，各个组成部分具有不同的功能，如血液循环、呼吸、消化、排泄、肌肉收缩等，并在神经系统和内分泌系统的调节下相互协调、相互配合、相互制约，共同维持整个机体的生命活动。生理学的任务是阐明机体及其各个组成部分所表现出的各种正常的生命现象、活动规律及其产生机制，以及机体内、外环境变化对这些功能活动的影响和机体所进行的相应调节，并揭示各种生理功能在整体生命活动中的意义。根据研究对象的不同，生理学有许多分支，如细菌生理学、植物生理学、动物生理学、人体生理学等等。由于人体生理学主要研究正常人体的各种生命活动，所以也称为正常人体生理学（通常简称为生理学）。

人和高等动物的结构复杂，由不同的功能系统组成，每个系统由不同器官构成，而每个器官又由不同的组织细胞组成。因此，可以从以下三个不同的水平对人体生理功能进行研究。

（一）整体水平的研究

整体水平的研究是研究完整机体各个系统之间功能活动的相互关系，以及完整机体与环境之间的相互关系。其研究内容主要包括三个方面：一是研究在整体活动中各系统功能活动的调节机制与互相配合的规律。二是研究自然环境的变化（如温度、湿度、气压、氧含量等的变化）对整体功能活动的影响，以及机体处于特殊状态（如运动、失重等）下生理功能的改变与人体对这些情况的适应过程。三是研究社会条件、情绪变化等对人体功能活动的影响。近年来由于电子计算机遥控、遥测技术、体表无创伤检测，如磁共振成像、正电子发射成像、彩色多普勒、功能性磁共振成像等技术的应用，使整体水平的研究有了很大发展。

（二）器官、系统水平的研究

器官、系统水平的研究主要是研究体内各个器官、系统正常生命活动的规律、产生机制、影响因素及其调节，以揭示各器官、系统的功能活动在整体生命活动中的意义。例如心脏作为一个器官，其正常的活动表现为收缩与舒张。生理学需要研究的是心脏活动的规律和机制，体内、外环境的变化对心脏活动的影响，神经和体液等因素对心脏活动的调节，并揭示心脏与血管所组成的血液循环系统是如何发挥其在整体生命活动中的作用。有关这一水平的研究内容称为器官生理学（organ physiology）或系统生理学，如心脏生理学、肾脏生理学、呼吸生理学、消化生理学等。

（三）细胞、分子水平的研究

细胞、分子水平的研究主要是研究细胞本身及细胞内各种组成成分的结构和功能。细胞是人体结构功能的最基本单位，整体的生命活动或器官、系统的功能活动都与细胞的功能活动有关。细胞的功能活动取决于构成细胞的各种物质，特别是大分子物质，如蛋白质（包括酶）和核酸的物理、化学过程。蛋白质和酶又是由细胞核染色质上的基因（gene）决定的。为了研究各器官活动的本质和产生的机制，还要深入到细胞、亚细胞水平和分子与基因水平，以探讨生命活动最基本的物理、化学过程。例如，心脏主要由心肌细胞所构成，通过细胞、分子水平的研究，了解到心肌细胞中含有特殊的蛋白质，其分子有一定的组合排列方式，在某些离子变化或酶的作用下其排列方式发生变化，发生收缩或舒张活动。又如许多激素的作用是通过调节基因表达，诱导产生某些特殊结构或功能的蛋白质（包括酶）来实现的。有关这方面的研究内容称为细胞和分子生理学（cell and molecular physiology）。

上述三个水平的研究是紧密联系、相互补充的。需要将三个水平的研究结果进行整合，才能对人体生命活动的规律有更全面、更深刻的认识。本教材主要讨论器官、系统水平和整体水平的研究内容，并对细胞、分子水平的研究内容做适当的介绍。

二、生理学与医学的关系

生理学是一门重要的医学基础理论，它与医学有密切的关系。因为只有掌握机体正常的生命活动规律，才能理解疾病时所发生的病理现象和选择正确的防治措施。例如，只有了解和掌握正常体温维持相对恒定的原理，才能了解和认识发热的机制和用物理方法和药物退热的原理。而且，认识和掌握了机体的正常生命活动规律，才能更好地维持它的正常进行，从而达到预防疾病和延年益寿的目的。生理学本身的发展也可促进临床医学和预防医学的发展。例如，胰岛素的发现及其作用机制的研究促进了糖尿病的防治；在分子水平上对离子通道的研究成果，阐明了许多过去不了解的疾病。而临床医学的长期实践又为生理学的发展提出了许多宝贵资料，促进了生理学发展。此外，一些基础医学专业课程，如病理学、病理生理学、微生物学、药理学等，均需要生理学作基础，要学好这些学科，必须先学好生理学。

第二节　机体的内环境和稳态

一、机体的内环境

（一）体液及其组成

人和动物的体内含有大量的液体，机体内的液体称为体液（body fluid）。正常成年人的体液量约占体重的60%，其中2/3（约占体重的40%）分布于细胞内，称为细胞内液（intracellular fluid，ICF）；其余 1/3（约占体重的 20%）分布于细胞外，称为细胞外液（extracellular fluid，ECF）。细胞外液中的 3/4（约占体重的 15%）分布于细胞间隙内，称为组织间液（interstitial fluid，ISF）或组织液（tissue fluid）。其余约 1/4（约占体重的 5%）则在血管中循环流动，即为血浆（plasma）。此外，还有少量的淋巴液和体腔液（包括脑脊液、胸腔液、腹腔液、心包液等）。

（二）内环境的概念

体内绝大多数细胞并不直接与外界环境相接触，而是浸于机体内部的细胞外液中。这样，细胞外液就成为细胞生活的直接液体环境，细胞新陈代谢所需要的营养物质由细胞外液提供，细胞的代谢产物也排到细胞外液之中。因此，细胞外液是细胞直接接触和赖以生存的环境，称为机体的内环境（internal environment），以区别于整个机体所处的自然环境（外环境）。

二、内环境的稳态

内环境的一个重要的特点是它的理化特性（如温度、渗透压、酸碱度、各种化学成分等）变化较小，处于相对恒定状态。这种细胞外液理化性质和化学成分处于相对稳定的状态，称为稳态（homeostasis）。内环境理化特性相对稳定是指在正常生理情况下，细胞外液的理化特性和化学成分只在很小的范围内变动，且处于动态平衡之中。

稳态的存在是机体正常功能活动所必需的，而稳态的维持是机体自我调节的结果。因为一方面外环境变化的影响和细胞的新陈代谢不断破坏内环境的稳定，如不断消耗细胞外液中的 O_2 和其他营养物质，并不断向细胞外液排出代谢产物和释放热量；另一方面，机体通过血液循环、呼吸、消化、排泄等系统协调活动，又能使细胞外液的理化性质和化学成分得到恢复。例如，呼吸系统摄入 O_2，排出 CO_2；消化系统吸收营养物质、水和电解质；肾排泄代谢终产物，调节水盐平衡；心血管系统推动血液在全身循环流动以运输营养物质和代谢产物，沟通全身各器官。通过各个系统和器官的共同参与和相互协调，细胞外液的理化因素保持相对稳定。但是，机体维持内环境稳定的能力是有一定限度的，当内、外环境的变化过于剧烈而超过机体的调节能力时，就可能导致内环境发生大幅度的变动，以致稳态不能维持，即失稳态，这就是病理状态，严重时可危及生命。例如，血浆中的钾离子浓度过高或过低时可引起心律失常；氢离子浓度过高时会导致酸中毒，过低时会导致碱中毒；体温过高会影响中枢神经系统的功能及代谢等。

第三节 机体生理功能的调节

一、机体生理功能调节的方式

随着细胞新陈代谢的不断进行，内环境不断遭到破坏，但通过机体的调节活动，使内环境的稳态得以维持。机体生理功能的调节方式有以下几种。

（一）神经调节

神经调节（nervous regulation）是通过反射这一基本方式而影响生理功能的一种调

节方式，是人体生理功能调节中最主要的方式。反射（reflex）指在中枢神经系统的参与下，机体对内、外环境的变化所作出的规律性应答。例如，肢体被火灼痛时立即回缩就是一种反射。反射的结构基础是反射弧（reflex arc），反射弧由五部分组成（图1-1）：感受器、传入神经、神经中枢、传出神经、效应器。反射弧结构和功能的完整，是实现反射活动的必要条件。反射弧五个部分中的任何一个部分的结构遭到破坏或功能障碍，反射活动都将不能实现。

神经调节的作用迅速而准确，但作用部位比较局限，作用持续时间比较短暂。

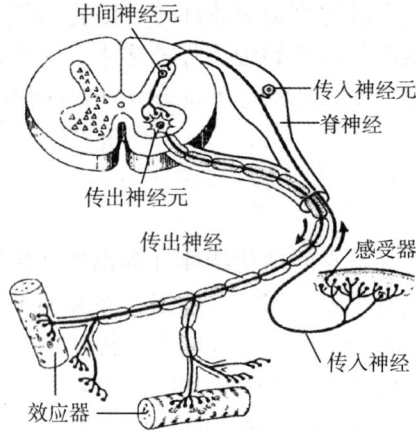

图1-1 反射弧及其组成示意图

（二）体液调节

体液调节（humoral regulation）是指细胞合成、释放某些特殊化学物质随体液在局部扩散或由血液循环运输到全身的组织细胞，对这些细胞的活动进行的调节。例如，甲状腺分泌的甲状腺激素经血液运输到全身组织，调节细胞的新陈代谢，这种方式属于全身性体液调节。有些内分泌细胞产生的激素，或其他细胞产生的某些活性物质，不经过血液循环的运输，而是通过局部的组织液扩散，调节邻近细胞的活动，这种方式属于局部性体液调节。这种调节的作用可使局部与全身的功能活动相互配合、协调一致。

与神经调节相比较，体液调节的作用缓慢而持久，受影响部位也比较广泛，它主要调节新陈代谢、生长、发育、生殖等较为缓慢的生理过程。对大多数器官来说，神经调节和体液调节是密切相关、相辅相成的。一般情况下，神经调节起主导作用。由于一些内分泌腺或内分泌细胞本身也直接或间接地接受中枢神经系统的控制，这样，体液调节就成为神经调节传出通路的延长部分，这种方式称为神经-体液调节（neuro-homoral regulation）。例如，运动时交感神经兴奋，引起肾上腺素分泌增加，使心跳加快加强，心输出量增加，血液循环加快等反应，就属于神经-体液调节。

（三）自身调节

自身调节（autoregulation）是指环境变化时，器官、组织、细胞不依赖于神经或体液调节而产生的适应性反应。例如，脑血液量的调节，当动脉血压变动于8.0～18.7kPa（60～140mmHg）范围内，脑血流量仍可维持恒定。因为动脉血压升高时，脑血管自发收缩，阻力增加，使脑血流量不致因动脉血压升高而增加过多；动脉血压下降时，脑血管舒张，使脑血流量不致因动脉血压降低而过多减少。

自身调节不依赖外来的神经、体液因素，并非说它们不受神经、体液因素的影响，而是指在没有神经、体液因素存在的情况下，这种调节依然可以进行。自身调节的调节幅度和范围虽较小，也不十分灵敏，但对生理功能调节仍有一定的意义。

二、机体生理功能调节的自动控制

机器的自动控制或人和动物体内的各种功能调节，都可以看成是其内部各组成部分之间的信息传送过程。运用数学和物理学的原理和方法，分析研究机器和动物（包括人）体内的控制和通信的一般规律的学科，称为控制论（cybernetics）。人体内存在许多控制系统（control system），可分为非自动控制系统、反馈控制系统和前馈控制系统三类。非自动控制系统在人体内极为少见，在此，主要对反馈控制系统和前馈控制系统做简要介绍。

（一）反馈控制系统

在人体内，神经中枢和内分泌细胞属于反馈控制系统中的控制部分，而效应器细胞和靶细胞则属于反馈控制系统中的受控部分。在反馈控制系统中，控制部分发出指令控制受控部分的活动，而控制部分自身的活动又接受来自受控部分返回信息的影响。由受控部分发出的信息反过来影响控制部分的活动，称为反馈（feedback）。反馈有负反馈和正反馈两种形式。反馈控制系统是一个闭环系统，因而具有自动控制的能力。

1. 负反馈 受控部分发出的反馈信息调整控制部分的活动，最终使受控部分的活动向和它原先活动相反的方向改变，称为负反馈（negative feedback）。负反馈使过强的功能活动减弱或抑制，因此，负反馈是维持机体稳态的最主要的调节方式。人体内的负反馈极为常见，动脉血压的压力感受性反射就是一个典型的例子：当动脉血压升高时，可通过反射使心脏活动减弱，血管舒张，血压便回降；相反，当动脉血压降低时，也可通过反射增强心脏活动，收缩血管，使血压便回升，从而维持动脉血压的相对稳定。此外，人体体温的相对稳定、血糖浓度的相对稳定、血中某些激素（如糖皮质激素、甲状腺激素等）浓度的相对稳定等，都存在有负反馈调节的过程。必须指出的是，在神经调节、体液调节和自身调节的过程中，有许多环节都可通过负反馈而实现自动控制。

2. 正反馈 受控部分发出的反馈信息促进和加强控制部分的活动，最终使受控部分的活动向和它原先活动相同的方向改变，称为正反馈（positive feedback）。正反馈调节的意义在于尽快地完成某项生理活动。人体内的正反馈不多见，已知的有排尿反射、排便反射、血液凝固、分娩等。

（二）前馈控制系统

在上述的负反馈调节中，往往是在生理效应出现偏差时才通过反馈加以纠正。因此总要滞后一定时间才能纠正偏差，并且在纠正偏差的过程中会产生忽强忽弱的波动，经过一系列波动后才能调整到设定的目标。前馈控制系统则可避免这种波动。前馈（feed - forward）是指控制部分在反馈信息尚未到达前已受到纠正信息（前馈信息）的影响，及时纠正其指令可能出现的偏差。体内前馈控制的例子很多。例如，人在寒冷环境中，可根据气温降低的有关信息，通过视、听等感受装置将信息传达到大脑，大脑立即发出指令到相应的效应器，增加产热（如骨骼肌寒战）和减少散热（皮肤血管收缩）。这些效应并不需要等到寒冷刺激导致体温降低以后才出现，而是在体温降低前就已经发生。条件反射也是一种前馈控制。显然，前馈控制系统的作用，使机体能更好地适应环境的变化。

（张兆强）

第二章 细胞的基本功能

细胞（cell）是构成人体最基本的功能单位。按功能进行分类，人体的细胞有200多种。每种细胞都分布于特定的部位，执行特定的功能，但对某些细胞群体乃至所有细胞而言，许多基本的功能活动是共同的。本章主要介绍细胞的这些具有共性的基本功能，包括细胞膜的物质转运功能、细胞的生物电现象和肌细胞的收缩功能。

第一节 细胞膜的结构和物质转运功能

一、细胞膜的结构概述

细胞膜（包括其他质膜）主要由脂质（lipid）和蛋白质（protein）组成，此外还有少量的糖类物质。关于细胞膜结构的学说有多种，但 Singer 和 Nicholson 于1972年提出的膜结构的液态镶嵌模型（fluid mosaic model）一直得到多方面研究结果的支持，已被公认。这一模型学说认为，细胞膜是以液态的脂质双分子层为基架，其间镶嵌着许多具有不同结构和功能的蛋白质（图2-1）。

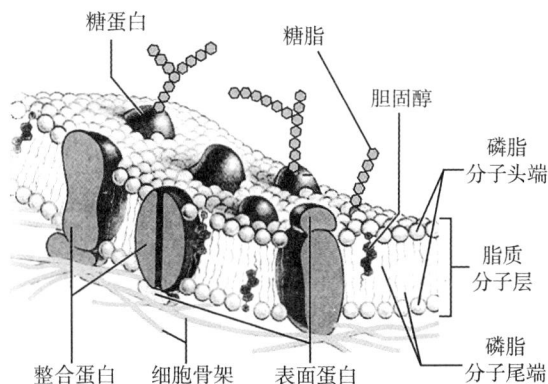

图2-1 细胞膜分子组成模式图

脂质双分子层中，磷脂约占70%，胆固醇约占30%。膜脂质中，磷脂和胆固醇都是双嗜性分子。磷脂分子中头端的磷酸和碱基是亲水性基团，形成磷脂分子的亲水端，而另一端的疏水基团脂肪酸烃链则形成磷脂分子的疏水端。脂质分子的双嗜特性使之在质膜中以脂质双层的形式存在，即两层脂质分子的亲水端分别朝向细胞外液或胞质，疏水的脂肪酸烃链则彼此相对，形成膜内部的疏水区。膜脂质的熔点低，低于正常人的体温，所以在常温下膜脂质呈液态，具有流动性。细胞膜蛋白质可分为表面蛋白和整合蛋白两类，它们的功能是实现膜两侧的物质转运和信息传递等。例如，与物质跨膜转运功能有关的蛋白质有载体（carrier，或称转运体，transporter）、通道（channel）和离子泵（ion pump）等。细胞膜糖类以共价键的形式与膜蛋白或膜脂质结合成糖蛋白或糖脂，存在于细胞膜的外侧。

二、细胞膜的物质转运功能

细胞新陈代谢过程中需要不断从细胞外液中获得各种营养物质，同时也将代谢产物不断排到细胞外液中。因此，物质的跨膜转运是各种细胞共有的基本功能。物质的跨膜转运有以下几种方式。

（一）单纯扩散

单纯扩散（simple diffusion）通常是脂溶性的小分子物质，如 CO_2、O_2、氨气（NH_3）等透过脂质双分子层，从细胞膜的高浓度一侧向低浓度一侧的自由扩散。单纯扩散是一种简单的穿越细胞膜的物理扩散，没有生物学转运机制的参与。物质扩散的方向和速度取决于该物质在膜两侧的浓度差和膜对该物质的通透性，通透性取决于物质的脂溶性和分子大小。单纯扩散的过程虽然简单，但却是体内 CO_2 和 O_2 进出细胞的唯一方式，对体内细胞的新陈代谢有着不可或缺的生理意义。

（二）膜蛋白介导的跨膜转运

大部分水溶性溶质分子和所有离子的跨膜转运都是由膜蛋白介导的。介导转运的膜蛋白可分为载体蛋白（简称载体）和通道蛋白（简称通道）两大类。有些载体具有腺苷三磷酸（adenosine triphosphate，ATP）酶的活性，称为离子泵。由膜蛋白介导的跨膜转运可分为被动转运（passive transport）和主动转运（active transport）两大类。被动转运是指物质分子或离子顺浓度梯度和（或）电位梯度（合称电-化学梯度）进行的跨膜转运，转运过程本身不消耗能量。主动转运指通过细胞膜的某种耗能过程，将物质分子或离子逆电-化学梯度进行的转运，可分为原发性主动转运和继发性主动转运两种形式。

1. 通道介导的跨膜转运　通道介导的跨膜转运是指 Na^+、K^+、Cl^-、Ca^{2+} 等带电离子，借助通道蛋白的介导，顺电-化学梯度进行的跨膜扩散，属于被动转运。介导这一过程的膜蛋白称为离子通道（ion channel）。离子通道的活动表现出离子选择性，即每种通道只对一种或几种离子有较高的通透能力，而对其他离子的通透性很小或不通透，但特异性不高。通道蛋白一般根据容许通过的离子作相应命名，如 Na^+ 通道（钠离子通道）、Ca^{2+} 通道（钙离子通道）、K^+ 通道（钾离子通道）、Cl^- 通道（氯离子通道）等。

离子通道的另一个特性是它的门控特性。在通道蛋白分子内有一些可移动的结构或化学基团，在通道内起"闸门"作用。许多因素可刺激闸门运动，导致通道的开放或关闭，这一过程称为门控。在静息状态下，大多数通道都处于关闭状态，只有受刺激时才发生分子构象变化，引起闸门开放。根据闸门对不同刺激的敏感性，即门控特性，可将离子通道分为：①化学门控通道（chemically-gated ion channel），这类通道受膜外或膜内某些化学物质调控（图 2-2A）。这是一类兼有通道和受体功能的蛋白分子，也称配体门控通道（ligand-gated ion channel），如骨骼肌终板膜中的 N_2 型乙酰胆碱受体，也称 N_2 型乙酰胆碱受体阳离子通道，其膜外侧有两个乙酰胆碱结合位点，结合位点与乙酰胆碱结合后可使通道的构象发生改变，引起闸门开放。②电压门控通道（voltage – gated ion channel），这类通道受膜电位调控（图2 –2B）。当膜两侧电位差发生改变，通常是在膜发生去极化时，通道蛋白分子内的一些带电化学基团发生移动，进而引起分子构象改变和闸门开放，如神经纤维膜中的电压门控钠通道。体内也有少量电压门控通道在膜发生超极化时开放。③机械门控通道（mechanically – gated ion channel），这类通道受机械刺激调控，通常是质膜感受牵张刺激后引起其中的通道开放或关闭（图2 –2C），如耳蜗毛细胞膜中的机械门控钾通道。此外，还有少数通道始终是开放的，这类通道称为非门控通道（non – gated channel），如神经纤维膜中的钾漏通道。不难想象，离子通道在某种因素的刺激下而开放时，在通道蛋白的分子内部出现了一个"水相"孔道，相应的带电离子便穿越这一孔道，顺电 –化学梯度从细胞膜的一侧扩散到另外一侧。

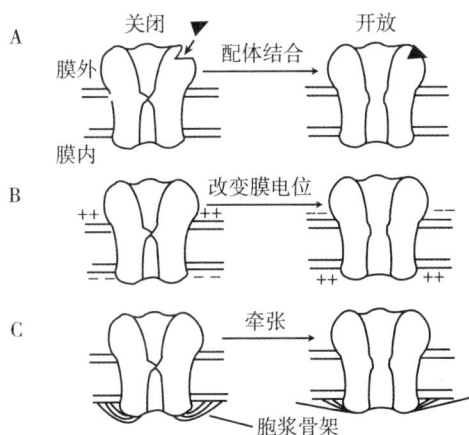

图2 –2 离子通道的类型
A. 化学门控通道；B. 电压门控通道；C. 机械门控通道

与后述的经载体易化扩散相比较，通道介导的跨膜转运有以下的特点：①顺电 –化学梯度进行；②特异性不如载体转运高；③饱和现象不明显；④以通道开放为前提条件；⑤转运速率较高。

带电离子进出细胞的最终目的并不是实现细胞膜内外的物质交换，因为移动后的离子又迅速通过细胞膜的其他转运机制转运回原处。但由于带电离子经通道的跨膜移动，引起细胞膜电位的改变（见后述），从而使细胞产生相应的生物效应。所以，通道介导的跨膜转运的意义主要在于实现细胞膜内外的信息交换。

2. 载体介导的跨膜转运 载体也称转运体，是介导小分子物质跨膜转运的另一类膜蛋白。与通道的离子选择性相似，每种载体也只能特异性地转运一种或几种物质。但它完成这种选择性的机制与通道不同，它是通过载体分子上的结合位点与被转运物质分子结构上的特异性结合而实现的（图2 –3）。被转运物与载体结合后可引发载体蛋白的构象变化，分子构象的改变使被转运物从膜的一侧转移到另一侧，并随之与载体解离，即经历一个结合 –构象变化 –解离的过程。经载体的转运有被动转运（经载体易化扩散）和主动转运两种形式，主动转运可再分为原发性主动转运和继发性主动转运。一般所说的主动转运是指原发性主动转运。

（1）经载体易化扩散　某些不溶于或难溶于膜脂质的小分子物质经载体介导顺电-化学梯度进行的被动跨膜转运，称为经载体易化扩散（facilitated diffusion via carrier）。经载体易化扩散是物质跨膜转运的重要途径，体内许多重要的物质，如葡萄糖、氨基酸等都是经载体而进行跨膜转运的。经载体易化扩散有以下的特点：①载体与被转运物之间有较高的结构特异性；②有饱和现象（saturation），即当被转运物的浓度较低时，转运速率随被转运物浓度的增加而增大，但当被转运物的浓度达到一定时，转运速率不再随被转运物浓度的增加而增大，此时转运速率达最大值；③如果有两种结构相似的物质能被同一载体转运，则可发生竞争性抑制（competitive inhibition）。

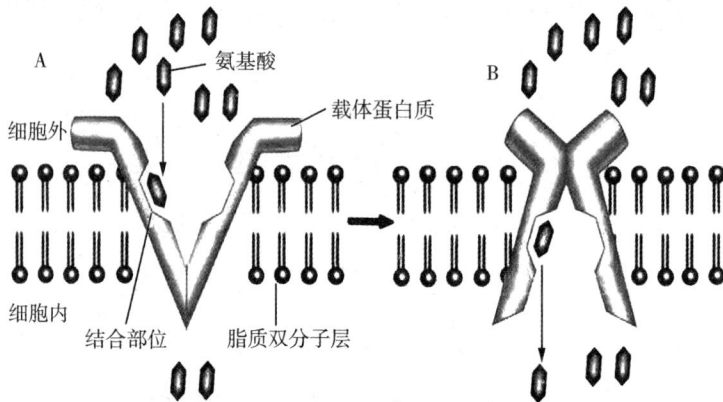

图2-3　载体介导的转运过程示意图
A. 在细胞膜外，被转运物与载体蛋白结合；
B. 在细胞膜内，被转运物与载体蛋白分离

（2）原发性主动转运　细胞膜上存在一类特殊的能利用ATP为能量，将物质进行逆电-化学梯度转运的蛋白质，称为"生物泵"。这些生物泵转运的物质通常为带电离子，因此又被称为"离子泵"。这些泵蛋白一般按照被转运的物质作相应命名，如钠-钾泵（简称钠泵）、钙泵、氢泵（也称质子泵）等。离子泵利用分解ATP产生的能量使离子逆浓度梯度和（或）电位梯度进行跨膜转运的过程，称为原发性主动转运（primary active transport）。

在各种生物泵中，钠-钾泵（钠泵）是最普遍、最具有代表性的一种。钠泵又称Na^+-K^+依赖式ATP酶。钠泵激活后可分解ATP获得能量，将Na^+、K^+进行逆电-化学梯度的跨膜运转。

当细胞内Na^+浓度升高或细胞外K^+浓度升高时，都可激活钠泵。钠泵激活时，每分解1分子ATP，可逆浓度差将3个Na^+移出细胞外，同时将2个K^+移入细胞内，造成细胞内高K^+浓度（约为膜外的30倍）、细胞外高Na^+浓度（约为膜内的10倍）的状态。

钠泵的活动具有重要的生理意义，主要表现在以下几个方面：①细胞内高K^+浓度是许多代谢反应得以顺利进行的必要条件。②维持细胞内渗透压和细胞容积。钠泵的

活动可将漏入细胞内的 Na^+ 不断转运出去，防止水分渗入细胞，以维持细胞内正常的渗透压和细胞的正常体积。③细胞内、外 Na^+ 和 K^+ 浓度差的存在是细胞生物电活动产生的前提条件。④细胞内、外 Na^+ 的浓度差是其他许多物质继发性主动转运的动力。⑤钠泵活动是生电性的，可直接影响膜电位，使膜内电位的负值增大。因为钠泵活动时，每分解 1 分子 ATP 都会使 3 个 Na^+ 移出细胞外，同时将 2 个 K^+ 移入细胞内，产生一个正电荷的净外移，故钠泵具有生电效应。

（3）继发性主动转运　物质转运的驱动力并不直接来自 ATP 的分解，而是来自原发性主动转运所形成的离子浓度梯度而进行的物质逆电－化学梯度的跨膜转运方式，称为继发性主动转运（secondary active transport）。事实上，继发性主动转运就是经载体易化扩散与原发性主动转运相耦联的主动转运系统。葡萄糖在小肠黏膜上皮细胞的主动吸收就是典型的继发性主动转运。它是由 Na^+－葡萄糖同向转运体和钠泵的耦联活动而完成的（图 2-4）。小肠黏膜上皮细胞基底侧膜上 Na^+ 泵的活动，造成细胞内低 Na^+，并在顶膜的内、外形成 Na^+ 浓度差。顶膜上的 Na^+－葡萄糖同向转运体则利用膜两侧 Na^+ 的化学驱动力，将肠腔中的 Na^+ 和葡萄糖分子一起转运至上皮细胞内。这一过程中葡萄糖分子的转运是逆浓度梯度进行的。进入上皮细胞的葡萄糖分子可经基底侧膜上另一种葡萄糖载体扩散至组织液，完成葡萄糖在肠腔中的主动吸收过程。某些氨基酸在小肠也是以同样的方式被吸收的。继发性主动转运在体内广泛存在，如跨质膜的 Na^+－H^+ 交换、Na^+－Ca^{2+} 交换、葡萄糖和氨基酸在小肠黏膜上皮细胞的主动吸收和在肾小管上皮细胞的主动重吸收等都属于继发性主动转运。

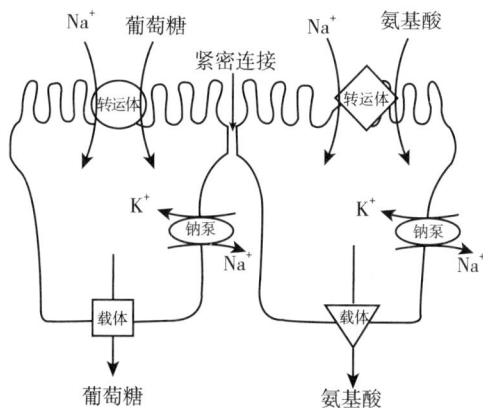

图 2-4　葡萄糖和氨基酸的继发性主动转运模式图

（三）出胞和入胞

大分子物质或物质团块不能穿越细胞膜，它们可通过形成质膜包被的囊泡，以出胞或入胞的方式完成跨膜转运。

1. 入胞　入胞（endocytosis）是指大分子物质或物质团块（如侵入体内的细菌、病毒、异物或血浆中的脂蛋白颗粒、大分子营养物质等）借助于细胞膜形成吞噬泡或吞饮泡的方式进入细胞的过程。入胞进行时，被入胞的物质首先要被细胞膜识别，接着与这些物质接触的那部分细胞膜内陷，形成突出的伪足并将其包围，然后细胞膜发生融合和断裂，于是这些物质和包围它的那部分细胞膜一起进入胞浆内，形成吞饮小泡（或吞噬泡）。在大多数情况下，吞饮小泡（或吞噬泡）与溶酶体融合并被溶酶体内所含的各种消化酶消化降解（图 2-5）。被转运物质以固态形式进入细胞的过程称为吞噬。吞噬所转运的物质不是以分子而是以团块或颗粒形式出现，如细菌、死亡细胞或组织碎片等。被转运物质以液态形式进入细胞的过程称为吞饮。吞饮可发生于体内几乎所有的细胞，是多数大分子物质如蛋白质分子进入细胞的唯一途径。

2. 出胞 出胞（exocytosis）是指胞质内的大分子物质以分泌囊泡的形式排出细胞的过程。例如，外分泌腺细胞排放酶原颗粒和黏液、内分泌腺细胞分泌激素以及神经纤维末梢释放神经递质等过程都是以出胞的形式进行的。这些物质在粗面内质网生物合成，在被运输到高尔基复合体的过程中，逐渐被一层膜性结构所包裹，形成分泌颗粒或分泌囊泡。出胞的过程通常由 Ca^{2+} 内流而触发，在多种蛋白质的介导下，囊泡逐渐移向细胞膜特定部位内侧面，囊泡膜和细胞膜先互相融合，然后在融合处出现裂口，将这些物质移出胞外（图 2-5）。

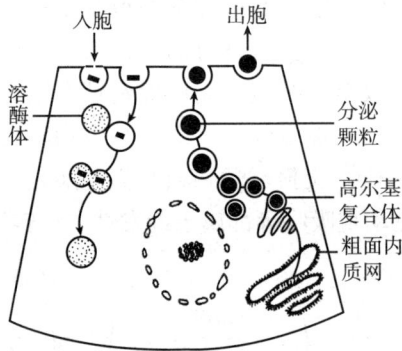

图 2-5　入胞与出胞过程示意图

入胞过程和出胞过程都牵涉到细胞膜运动，需要消耗能量（ATP），因此均属于主动转运。

第二节　细胞的电活动

神经、肌肉等组织在进化过程中获得了高度精确和快速产生与传播信号的能力，它们可以以非常快的速度在同一细胞膜表面和细胞之间传播，这种快速传播的信号就是电信号，它与神经、肌肉等组织的功能活动紧密相关。临床上，用放置于体表一定部位的特定装置把这些电信号引导并记录下来，就成为心电图、脑电图、肌电图等临床诊断用的体表电图。电信号的产生和传播都是在细胞膜两侧进行的。当细胞膜上的离子通道开放而引起带电离子跨膜流动时，在膜两侧便产生电位差，即跨膜电位，简称膜电位（membrane potential）。细胞的跨膜电位大体上有两种表现形式，即安静状态下相对平稳的静息电位和受刺激时发生的可传播的、迅速波动的动作电位。

一、细胞生物电现象及其观察和记录

为了从细胞水平观察细胞的生物电现象，通常采用微电极进行细胞内记录的方法。用细胞内记录方法记录和观察细胞的生物电时，要将一个电极插入细胞内。插入细胞内的玻璃微电极管内充以 KCl 溶液，只有尖端导电，尖端直径通常不到 $0.5\mu m$，可直接插入离体或在体细胞内进行记录。图 2-6 是记录神经纤维膜电位的示意图。图中置于细胞外的参考电极是接地的，记录电极插入到细胞内，记录到的电位是以细胞外为零电位时的膜内电位。

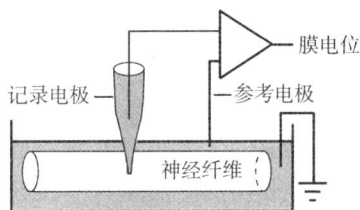

图 2-6　神经纤维膜电位记录装置示意图

二、细胞的生物电现象产生机制

（一）静息电位及其产生机制

1. 细胞的静息电位　细胞未受刺激（安静状态）时，细胞膜两侧存在外正内负的电位差，称为静息电位（resting potential，RP）。如前所述，通常将细胞外电位作为零电位，则膜内电位为负值，因此静息电位通常用负值表示。各种细胞的静息电位数值不同，例如，骨骼肌细胞为 $-90mV$，神经纤维为 $-70 \sim -90mV$，平滑肌细胞为 $-50 \sim -60mV$，腺细胞为 $-40 \sim -70mV$，而人的红细胞只有 $-10mV$。

电生理学中通常将细胞在静息状态下，膜两侧所保持的膜外带正电，膜内带负电，并使两者的电位差稳定于静息电位水平的状态，称为极化（polarization）。使细胞膜内外的电位差减小的变化，称为去极化（depolarization），又称除极化。细胞膜内外的电位差值比极化状态时大者，称为超极化（hyperpolarization）。细胞膜先发生去极化（或超极化）后向正常安静时膜内电位所处的负值恢复的过程，称为复极化（repolarization）。膜两侧的电位差由膜内带负电，膜外带正电变为膜内带正电，膜外带负电的过程，称为反极化。膜内电位高于零电位的部分称为超射（overshoot）。

2. 静息电位产生的机制　不同种类的细胞，其静息电位产生的机制不尽相同，以下以神经纤维静息电位的产生为例进行讨论。

细胞安静（未受刺激）时，由于钠泵活动的结果，细胞膜两侧的离子分布是不均匀的。细胞内液中 K^+ 和有机阴离子及带负电荷的蛋白质比细胞外液多，而细胞外液中 Na^+ 和 Cl^- 的浓度高。因此，这些离子必然有跨膜扩散的趋势。由于细胞膜上存在着经常处于开放状态的非门控钾通道（在神经纤维膜中，这种非门控钾通道为钾漏通道），使安静时细胞膜对 K^+ 的通透性较高，而对其他离子相对不通透。细胞膜对 K^+ 的通透性是 Na^+ 的 $10 \sim 100$ 倍，对其他离子的通透性更低。结果，K^+ 顺浓度差向膜外扩散，使膜外表面正电荷增加，膜内侧有较多的负电荷，使膜外侧电位变得较正，膜内侧电位变得较负。另一方面，扩散出膜外的 K^+ 建立的膜外侧的正电位要阻止细胞内 K^+ 的继续外流。随着 K^+ 外流不断增多，阻止 K^+ 外流的电势能差进行性加大。当电-化学驱动力（浓度差的驱动力与电位差的驱动力两者的代数和）为零时，就不再有 K^+ 的跨膜净移动，膜两侧由已外流的 K^+（只占膜内原有 K^+ 的极少部分）所形成的电位差也就稳定于某一数值，这就是静息电位。因此，静息电位是由细胞内的 K^+ 外流达到平衡所形成的，其数值接近于 K^+ 的平衡电位（某离子净扩散量为零时的跨膜电位差称为该离子的平衡电位）。不难理解，静息电位的大小主要是由膜两侧 K^+ 浓度差的大小决定的，它的精确度可根据计算平衡电位的 Nernst 公式算出。但实测值比计算值略小，因为安静时细胞膜不只是对 K^+ 有通透性，对其他离子（如 Na^+）也有一定的通透性。

另外，钠泵的生电作用也在一定程度上参与了静息电位的形成。钠泵通过主动转运可维持细胞膜两侧 Na^+ 和 K^+ 的浓度差，为 Na^+ 和 K^+ 的跨膜扩散形成静息电位奠定基础。同时，钠泵活动本身具有生电作用，可直接影响静息电位。每分解 1 分子 ATP，钠泵可使 3 个 Na^+ 移出膜外，同时 2 个 K^+ 移入膜内，相当于把一个净正电荷移出膜外，结果使膜内电位的负值增大。因此，钠泵活动愈强，细胞内电位的负值就愈大。但一般来说，钠泵的生电作用对静息电位形成的作用并不很大。

3. 影响静息电位水平的因素 根据静息电位的产生机制，细胞膜两侧 K^+ 的浓度差、细胞膜对 K^+ 和 Na^+ 的通透性和钠泵活动的水平均可影响静息电位的水平。

（1）细胞膜两侧 K^+ 的浓度差 如前所述，静息电位是由细胞内的 K^+ 外流达到平衡所形成的，因此，K^+ 外流量的多少直接决定了静息电位的大小。在静息电位的形成过程中，K^+ 外流的动力是细胞膜两侧 K^+ 的浓度差（膜内 K^+ 的浓度高于膜外）。因此，当细胞外液 K^+ 浓度升高时，膜两侧 K^+ 的浓度差减小，K^+ 外流的动力减弱，K^+ 的外流量减少，所以膜两侧的电位差减小，静息电位减小；当细胞外 K^+ 浓度降低时，膜两侧的电位差增大，静息电位增大。

（2）细胞膜对 Na^+ 和 K^+ 的通透性 细胞膜对 K^+ 的通透性增加时，K^+ 外流的速度加快，K^+ 的外流量增加，膜两侧的电位差增大，静息电位增大；细胞膜对 K^+ 的通透性降低时，K^+ 外流的速度减慢，K^+ 的外流量减少，膜两侧的电位差减小，静息电位减少。细胞膜对 Na^+ 的通透性增大时，静息电位将减小。

（3）钠泵活动的水平 细胞膜内外 Na^+ 和 K^+ 浓度差的形成和维持是钠泵活动的结果，钠泵的活动受到抑制后，细胞膜内外 Na^+、K^+ 的正常不均匀分布不能维持，膜两侧 Na^+、K^+ 的浓度差有所减小，Na^+、K^+ 跨膜移动的动力减小。静息电位是 K^+ 外流形成的，K^+ 的外流量与静息电位的数值呈正比。钠泵的活动受到抑制后，由于 K^+ 的外流量减少，所以静息电位的数值减小（即去极化）。当钠泵的活动增强时，其生电效应增强，膜电位发生一定程度的超极化。

（二）动作电位及其产生机制

1. 细胞的动作电位 细胞受到一个适当的刺激时，细胞膜在静息电位的基础上发生一次迅速、短暂、可逆、可向周围扩布的电位波动，称为动作电位（action potential，AP）。动作电位是各种可兴奋细胞发生兴奋时的特征性表现，是可兴奋细胞兴奋的标志。不同细胞的动作电位其形状、幅度和持续时间各不相同，但动作电位的特征是基本相同的，均可分为去极相和复极相两部分，以下就神经纤维的动作电位进行讨论。

在神经纤维上，动作电位发生时，膜电位首先从静息电位水平（-90mV）缓慢去极化到一个称之为阈电位的临界膜电位水平（-70mV），之后迅速发生去极化和反极化，到达 +30mV，此过程称为去极相，即动作电位上升支（图 2-7）。然后膜电位又

迅速从 +30mV 恢复到静息电位水平（-90mV），此过程称为复极相（即动作电位下降支）。动作电位去极相中陡峭的上升支和复极相中快速下降的部分共同构成的尖锋状的电位变化，称为锋电位（spike potential）。锋电位是动作电位的主要组成部分，被视为动作电位的主要特征。在锋电位后出现的、低幅、缓慢波动的膜电位，称为后电位（after - potential）。后电位包括前后两个部分，前一部分的膜电位仍小于静息电位，称为后去极化电位，后一部分的膜电位大于静息电位，称为后超极化电位。后电位结束后膜电位才恢复到稳定的静息电位水平（图 2 - 7）。

不同细胞的静息电位具有不同的形态，如上述神经纤维的动作电位时程很短，锋电位持续 1~2ms；骨骼肌细胞的动作电位时程略长，为数毫秒，但波形仍呈尖峰状；心室肌细胞动作电位的时程较长，可达 300ms 左右，期间形成一个平台。

动作电位具有以下特点：①"全或无"现象。要使细胞产生动作电位，所给的刺激必须达到一定的强度。若刺激未达到一定强度，动作电位就不会产生（无）；当刺激达到一定的强度时，所产生的动作电位，其幅度便达到该细胞动作电位的最大值，

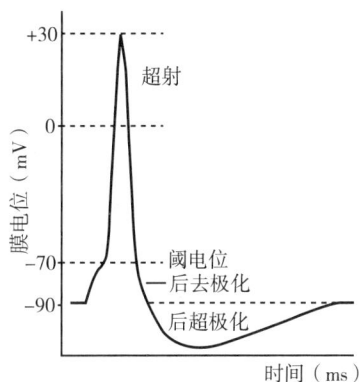

图 2 - 7　神经纤维动作电位模式图

不会随刺激强度的继续增强而增大（全），这就是动作电位的"全或无"现象。②不衰减传播。动作电位产生后，并不停留在受刺激处的局部细胞膜而是沿细胞膜迅速向四周传播直至传遍整个细胞，而且其幅度和波形在传播过程中始终保持不变。③脉冲式发放。连续刺激所产生的多个动作电位总有一定间隔而不会融合起来，呈现一个个分离的脉冲式发放。

2. 动作电位产生的机制　发生动作电位时，膜电位的波动实际上是离子跨膜移动的结果。当阳离子由膜外向膜内移动（如 Na^+ 内流）或阴离子由膜内向膜外移动（如 Cl^- 外流）时，可造成膜外正电荷流入膜内，这种电流称为内向电流。内向电流可使膜电位减小，膜发生去极化。相反，当阳离子由膜内向膜外移动（如 K^+ 外流）或阴离子由膜外向膜内移动（如 Cl^- 内流）时，可引起膜内正电荷流出膜外，这种电流称为外向电流。外向电流可使膜电位增大，膜发生复极化或超极化。不难想象，动作电位的去极相是由内向电流形成的，而复极相则是由外向电流形成的。如前所述，离子的跨膜移动需要两个必不可少的因素，一是离子的电 - 化学驱动力，二是细胞膜对离子的通透性。动作电位的产生正是在静息电位基础上两者发生改变的综合结果。

（1）电 - 化学驱动力及其变化：当细胞的膜电位处于静息电位状态时，膜外带正电，膜内带负电。此时，膜内外 Na^+ 的浓度差（膜外的 Na^+ 浓度比膜内高）和膜内外的电位差（膜内带负电）都是 Na^+ 内流的内向驱动力，两种力量的方向相同。而对 K^+ 来说，膜内外的浓度差（膜内的 K^+ 浓度高于膜外）是 K^+ 外流的外向驱动力，但膜内外的电位差（膜外带正电）是 K^+ 外流的阻力，两种力量方向相反。在静息电位情况下，Na^+ 的内向驱动力明显大于 K^+ 的外向驱动力。由于在动作电位期间膜电位将随去

极化和复极化发生大幅度的改变，因此，Na^+和K^+的电-化学驱动力在整个动作电位期间的每个瞬间都将随膜电位的变化而变化。当膜电位去极化时，Na^+的内向驱动力将逐渐减小，而K^+的外向驱动力将逐渐增大。

（2）动作电位期间细胞膜通透性的变化：根据以上分析，细胞在安静时 Na^+ 受到很强的内向驱动力，如果此时膜对 Na^+ 的通透性增大，将出现很强的内向电流，从而引起膜的快速去极化；细胞发生动作电位后，随着膜去极化程度的增加，K^+ 将受到越来越强的外向驱动力，若此时膜对 K^+ 的通透性增大，将出现很强的外向电流，从而引起膜的快速复极化。

由于离子跨膜流动时会产生膜电流，因此细胞膜对某种离子通透性的大小可用该种离子的膜电导（G_X）表示。膜电导可以简单地理解为细胞膜导电性的大小。如果细胞膜对某种离子的通透性大，则该离子跨膜流动时产生的膜电流较大，该离子的膜电导也就较大。Hodgkin 和 Huxley 通过电压钳实验，直接测定动作电位期间发生的膜电流变化，并推算出钠电导（G_{Na}）和钾电导（G_K）的变化，证实了膜对 Na^+ 和 K^+ 通透性的相继改变是动作电位形成的离子基础。电压钳的实验结果显示，膜的 G_{Na} 和 G_K 都有明显的电压依赖性，表现为膜电位去极化程度愈大，G_{Na} 和 G_K 就愈大。其中，去极化程度的增加可引起 G_{Na} 增加，而 G_{Na} 增加引起的 Na^+ 内流又促进了膜电位的去极化，两者互为增强，表现为 G_{Na} 的正反馈性激活，这一特征有助于动作电位去极化时相的快速形成；去极化也使 G_K 增大，但 G_K 增大后引起的 K^+ 外流将促使去极化的膜电位快速向静息电位恢复，即复极化。同时 G_{Na} 和 G_K 还表现出明显的时间依赖性。G_{Na} 表现为快速一过性激活，G_K 则在 G_{Na} 失活时逐渐激活，这使 Na^+ 内流出现在前，由此而引起动作电位去极化的产生，而 K^+ 外流出现在 Na^+ 内流之后，与 G_{Na} 失活共同导致了膜的复极化。

根据以上对离子电-化学驱动力以及对细胞膜 G_{Na} 和 G_K 的电压依赖性和时间依赖性特征的分析，不难理解动作电位期间的跨膜离子流动和动作电位的形成过程：当细胞受到有效刺激时，细胞膜的 G_{Na} 将首先增大，Na^+ 在较大的电-化学驱动力推动下流入细胞内，Na^+ 内流引起的去极化达到一定程度（即阈电位）后，去极化与 G_{Na} 之间出现正反馈，使膜电位急剧上升，形成动作电位迅速上升的去极化和超射，到达接近 Na^+ 平衡电位的峰值，此后随着 G_{Na} 迅速下降和 G_K 的增大，K^+ 在强大的外向驱动力作用下迅速外流，使膜电位迅速复极化，形成动作电位的降支，并与升支共同构成尖峰状的锋电位。若将细胞外液中的 Na^+ 用其他物质取代或给予钠通道阻断剂河豚毒（TTX）后，神经纤维动作电位的幅度将下降或消失。

膜电导即膜对离子通透性变化的实质是膜中离子通道的开放和关闭。根据钠电导的电压依赖性和时间依赖性，推测神经细胞膜中的电压门控钠通道存在三种功能状态：①静息态，是通道在受刺激前尚未开放的状态，一旦受到适当刺激，通道即可开放。因此，"静息态"也可理解为备用状态。②激活态，是通道在受去极化刺激后开放的状态，此时膜对 Na^+ 的通透性可迅速增加 500～5000 倍。③失活态，是通道在激活态之后对去极化刺激不再反应的状态。通道失活后不能立即被激活，只有经复极化回到"静息态"后才能被再次激活。

综上所述，在神经细胞，动作电位的去极相是由电压门控 Na^+ 通道开放，Na^+ 内流而形成的；复极相则是由电压门控 K^+ 通道开放，K^+ 外流而形成的。

复极化后，膜电位和膜对 Na^+、K^+ 等的通透性已恢复到静息电位的水平，但膜内、外的离子分布尚未恢复。细胞内的 Na^+ 浓度和细胞外的 K^+ 浓度有所增加（神经纤维每产生一次动作电位，进入细胞内的 Na^+ 的量大约使膜内 Na^+ 的浓度增加 1/80000，外流的 K^+ 的量也接近此数值），从而激活了细胞膜上的钠泵，通过钠泵的活动，将细胞内多余的 Na^+ 排出细胞外，同时将细胞外多余的 K^+ 摄回细胞内。

3. 动作电位的引起　前已述及，刺激要达到一定的强度才能使细胞产生动作电位。凡是能引起细胞产生动作位的刺激（机械、化学、电等），都是先引起细胞膜一定程度的去极化，膜电位去极化到某一临界值后，才会引起动作电位，这个膜电位的临界值叫作阈电位（threshold potential, TP）。阈电位一般比静息电位小 $10 \sim 20mV$，如神经纤维和骨骼肌细胞的静息电位均为 $-90mV$，它们的阈电位约为 $-70mV$。因此，不论何种刺激，只要能使静息电位去极化到阈电位水平，都能产生动作电位。这种能使细胞产生动作电位的最小刺激强度，称为阈强度。相当于阈强度的刺激称为阈刺激，大于或小于阈强度的刺激分别称为阈上刺激和阈下刺激。当膜电位降低至阈电位水平时，由于作用于膜的电场力的改变，引起部分电压门控的 Na^+ 通道开放，膜对 Na^+ 的通透性增加，出现 Na^+ 内流。Na^+ 的内流使膜进一步去极化，而膜的去极化又导致更多的 Na^+ 通道开放，使更多的 Na^+ 内流，形成所谓 Na^+ 通道开放的再生性循环，直至全部 Na^+ 通道开放，使膜产生快速的去极化而形成动作电位的上升支。接着，由于 Na^+ 通道失活（即关闭）和电压门控的 K^+ 通道开放而使膜电位恢复到静息电位水平，Na^+ 通道又转变为能再开放的静息状态。

由此可见，引起动作电位的关键在于能否使静息电位减小达到阈电位水平，而与导致这种减小的手段或刺激方式无关。阈电位对动作电位的产生只起一种触发作用，至于产生的动作电位的速度和幅度则是由当时膜内外 Na^+、K^+ 的浓度和膜的其他特性决定的。不论何种性质的刺激，如果达不到阈强度便不能引起动作电位，而达到或超过阈强度，它们在同一细胞则引起相同幅度的动作电位，刺激强度增加不会增大动作电位的幅度。这就是动作电位具有"全或无"特性的原因。

4. 动作电位在同一细胞上的传导　动作电位在神经元或其他可兴奋细胞产生后，不会仅仅局限在受刺激部位，要相继引起邻近部位也发生动作电位，即每个动作电位都要触发其邻近未兴奋部位产生一个新的同样大小的动作电位，如此，动作电位沿着细胞膜传遍整个细胞，此过程称为动作电位的传导（conduction）。

动作电位传导的原理可用局部电流学说来解释，图 2 - 8 是以无髓神经纤维为例，说明动作电位在同一细胞上传导的机制。在动作电位的发生部位即兴奋区，膜两侧电位呈外负内正的反极化状态，而与它相邻的未兴奋区则仍处于外正内负的极化状态。因此，兴奋区与邻旁未兴奋区之间将出现电位差，并产生由正电位区流向负电位区的电流。这种在兴奋区与相邻未兴奋区之间的电流称为局部电流。局部电流的方向在膜内侧是由兴奋区经细胞内液流向邻旁未兴奋区，在膜外侧是由邻旁未兴奋区经细胞外液流向兴奋区。局部电流的结果是使相邻未兴奋区的膜电位减小，即发生去极化。当此处膜去极化达到阈电位时即可触发该区爆发动作电位，使它成为新的兴奋区，而原来的兴奋区则进入复极化状态。新的兴奋区与其前方的静息区再形成新的局部电流，好比多米诺骨牌倾倒一样，一处发生的兴奋将成为下一次兴奋的诱因，从而使动作电位由近及远地传播开来。因此，动作电位在同一细胞上的传导实质上是细胞膜依次再生动作电位的过程。如果细胞各部位的质膜对 Na^+ 的通透性以及 Na^+ 的电 – 化学驱动力维持不变，动作电位就能不衰减地传导下去。此外，由于兴奋区和邻旁静息区之间的电位差高达 100mV（即动作电位的幅值），是邻旁安静区去极化到阈电位所需幅值（10 ~ 20mV）的数倍，故局部电流的刺激强度远大于细胞兴奋所需的阈值，因而动作电位在生理情况下的传导是十分"安全"的。

在无髓神经纤维或肌纤维，兴奋传导过程中局部电流在细胞膜上是顺序发生的，即整个细胞膜都依次发生 Na^+ 内流和 K^+ 外流介导的动作电位。而在有髓神经纤维，动作电位的传导则有所不同。有髓神经纤维有髓鞘包裹，髓鞘由胶质细胞反复包绕而形成。髓鞘并不连续，每隔一段（约1mm）便有一个轴突裸露区（1 ~ 2μm），即郎飞结。在有髓鞘包裹的区域，轴突膜中几乎没有钠通道，且轴浆与细胞外液之间的膜电阻因胶质细胞的多层包裹而加大，因而跨膜电流大大减小，膜电位的波动达不到阈电位。在郎飞结处，轴突膜中的钠通道非常密集（可达 $10^4 ~ 10^5$ 个），且轴突膜是裸露的，故跨膜电流较大，膜电位的波动容易达到阈电位。所以，在有髓神经纤维上只有郎飞结处能发生动作电位，局部电流也仅在兴奋区的郎飞结与邻旁安静区的郎飞结之间发生。当一个郎飞结的兴奋通过局部电流影响到邻旁郎飞结并使之去极化达到阈电位时，即可触发新的动作电位。这种动作电位从一个郎飞结跨越结间区"跳跃"到下一个郎飞结的传导方式成为跳跃式传导。

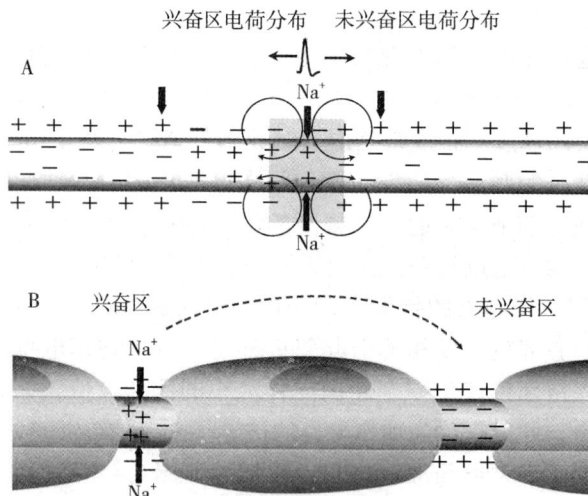

图 2 – 8　动作电位传导机制示意图

三、局部电位

阈刺激或阈上刺激可以引起可传播的动作电位，而强度较弱的阈下刺激则不能直接使细胞产生动作电位。虽然阈下刺激不能引起可传播的动作电位，但可使被刺激的膜部位的 Na^+ 通道部分开放，膜对 Na^+ 的通透性轻度增加，因而造成原有静息电位的轻度去极化，这种电位变化称为局部电位（local potential）。

局部电位不是"全或无"式的，其电位有大小等级之分，较弱的阈下刺激引起较小的局部电位，较强的阈下刺激引起较大的局部电位（图2-9）；即随着刺激强度的增大，电位变化的幅度也随之增大。

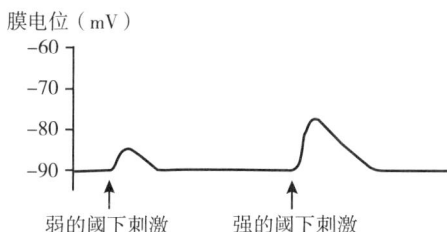

膜电位（mV）

图2-9　局部电位的等级性

由于局部电位不能直接诱发动作电位，因此也就不能沿着膜传导至整个细胞，电荷只能在轻度去极化膜和邻近静息的膜部位之间流动，在细胞内液和细胞外液形成局部电流，它不能使邻近膜去极化到阈电位，而且随着离开产生局部电位部位的距离增大而减小，以至完全消失，通常只能传播几毫米，这种传导称为电紧张扩布（electrotonic propagation）。因此，局部电位的传播是衰减的。

局部电位的幅度可以总和（即叠加）。局部电位幅度的总和有两种形式，即时间性总和（temporal summation）与空间性总和（spatial summation）。时间性总和是指在第一个阈下刺激所引起的局部电位未消失之前，再接受第二个阈下刺激，第二个阈下刺激则在第一个阈下刺激所引起的局部电位消失前的水平上产生局部电位，使第二个阈下刺激产生的局部电位的幅度有所增加（图2-10）。空间性总和是指在细胞膜相邻两点或几点同时受到阈下刺激，局部电位在点与点之间的幅度增加。当局部电位的幅度通过总和而达到阈电位时，可使细胞产生动作电位。局部电位根据其所产生的细胞

膜电位（mV）

图2-10　局部电位的时间性总和

部位及功能不同有许多名称，如感受器电位（产生于感受器细胞）、突触后电位（产生于突触后膜）、终板电位（产生于运动终板）、起搏电位（产生于心脏传导系统细胞）以及慢波电位（发生于消化道平滑肌细胞）。

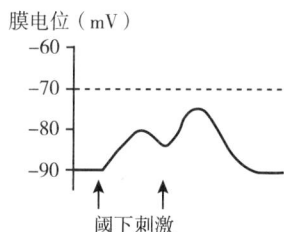

四、可兴奋细胞及其兴奋性

（一）兴奋和可兴奋细胞

活的细胞、组织或机体对刺激发生反应的能力或特性，称为兴奋性（excitability）。有些细胞兴奋时最先出现的变化是细胞膜上的电位变化（即产生动作电位），也就是说，动作电位是细胞受刺激而兴奋时共有的特征，兴奋已被看作是动作电位的同义语或动作电位的产生过程。因此，受刺激后能产生动作电位的细胞，称为可兴奋细胞。一般认为，神经细胞、肌细胞和腺细胞都属于可兴奋细胞。

（二）组织的兴奋性

1. 兴奋性和刺激的概念　可兴奋细胞接受刺激后产生动作电位的能力，称为兴奋性。刺激（stimulation）是指能被生物体感受，并能引起生物体发生一定反应的体内外

环境的变化。有效刺激均具有一定的刺激强度、一定的作用持续时间和一定的强度 - 时间变化率。保持刺激的持续时间、强度 - 时间变化率不变，引起组织兴奋所需要的最小刺激强度，称为阈强度（threshold intensity），又称强度阈值。其刺激强度为阈强度的刺激，称为阈刺激（threshold stimulus）。阈强度是衡量组织兴奋性高低的常用指标。

2. 细胞兴奋后兴奋性的变化　细胞在发生一次兴奋后，其兴奋性将发生一系列有规律的变化（图 2 - 11）。

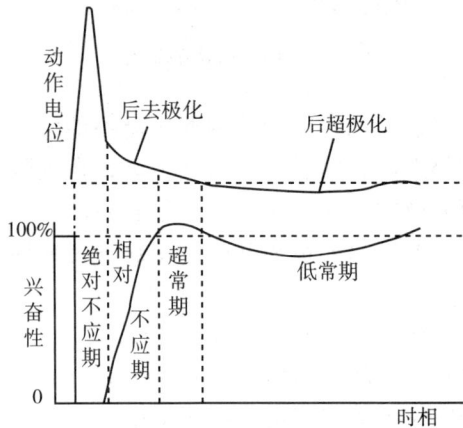

图 2 - 11　动作电位时相与兴奋性周期的对应关系

静息电位时兴奋性为 100%；在锋电位时兴奋性为 0，即为绝对不应期；
在后去极化前期为相对不应期，后期为超常期；在后超极化时为低常期

（1）绝对不应期：在兴奋发生的当时以及兴奋后最初的一段时间内，无论施加多强的刺激也不能使细胞再次兴奋，这段时间称为绝对不应期（absolute refractory period）。处于绝对不应期的细胞，阈刺激无限大，兴奋性为零。因为此时大部分 Na^+ 通道已进入失活状态，不可能再次接受刺激而激活，因此，不能产生新的动作电位。在神经细胞或骨骼肌细胞，由于绝对不应期的长短正好对应于锋电位发生的时期，所以锋电位不会发生融合。同时，锋电位的最高频率也受限于绝对不应期的长短。例如，神经细胞的绝对不应期约为 2ms，故理论上其锋电位的最大频率可达 500 次/秒。心室肌细胞的绝对不应期约为 200ms，理论上其动作电位的最大频率不超过 5 次/秒。

（2）相对不应期：在绝对不应期之后，细胞的兴奋性逐渐恢复，受刺激后可发生兴奋，但刺激强度必须大于原来的阈值，这段时期称为相对不应期（relative refractory period）。相对不应期是细胞兴奋性从零逐渐恢复到接近正常的时期。此期兴奋性较低的原因是失活的电压门控钠（或钙）通道虽已开始复活，但复活的通道数量较少（部分尚处于复活过程中），因此必须给予阈上刺激才能引发动作电位。在神经纤维，相对不应期的持续时间相当于动作电位后去极化的前半时段（图 2 - 11）。

（3）超常期：相对不应期过后，有的细胞的兴奋性稍高于正常水平，称为超常期（supranormal period）。在神经纤维，超常期相当于动作电位后去极化的后半时段（图 2 - 11）。此时电压门控钠（或钙）通道已基本复活，膜电位却尚未完全回到静息电位，由于距离阈电位水平较近，因而只需阈下刺激就能使膜去极化达到阈电位而再次兴奋。

（4）低常期：超常期后，有的细胞还会出现兴奋性轻度降低的时期，此期称为低常期（subnormal period）。低常期相当于动作电位的后超极化时段。这个时期电压门控钠（或钙）通道虽然已完全复活，但膜电位处于轻度的超极化状态，与阈电位水平的距离加大，因此需要阈上刺激才能使细胞产生动作电位而兴奋。低常期过后，细胞的兴奋性恢复至正常水平。

第三节 肌细胞的收缩功能

人体的肌肉组织有骨骼肌、心肌和平滑肌三类。虽然三者在组织结构、收缩活动和调控机制等方面各有不同，但从分子水平看，其收缩活动的机制是相似的。本节以骨骼肌组织为例，说明肌细胞的收缩机制，并讨论影响肌肉收缩效能的因素。骨骼肌的收缩是在中枢神经系统的控制下完成的，每个肌细胞都受到来自运动神经元轴突分支的支配。当支配肌肉的神经纤维发生兴奋时，动作电位经神经–肌接头传递给肌肉，引起肌肉的兴奋和收缩。

一、神经–骨骼肌接头处的兴奋传递

（一）神经–骨骼肌接头的结构

骨骼肌的神经–肌接头（neuromuscular junction）由运动神经末梢和与它接触的骨骼肌细胞膜所构成，其结构如图 2–12 所示。神经末梢在接近肌细胞处失去髓鞘，裸露的轴突末梢沿肌膜表面深入到一些向内凹陷的突触沟槽，这部分轴突末梢膜也称为接头前膜，与其相对的肌膜称为接头后膜，也称为终板膜（endplate membrane），二者之间有间隔约 50nm 的接头间隙，其中充满细胞外液。终板膜又进一步向内凹陷形成许多接头皱褶。接头前的神经轴突末梢中含有许多囊泡，称为突触囊泡，也称突触小泡，囊泡内含有大量的乙酰胆碱（acetylcholine，ACh）。在接头后的终板膜上有 ACh 受体，它们集中分布于皱褶的开口处。在终板膜的表面还分布有乙酰胆碱酯酶，它可将 ACh 分解为胆碱和乙酸。

（二）神经–骨骼肌接头处兴奋传递的过程

神经–骨骼肌接头处兴奋传递的过程如图 2–12 所示。动作电位传到运动神经末梢，引起接头前膜的 Ca^{2+} 通道开放，Ca^{2+} 内流，轴浆内 Ca^{2+} 浓度升高。Ca^{2+} 可启动囊泡的出胞机制，使囊泡内的 ACh 释放到接头间隙，并扩散到接头后膜（即终板膜）。ACh 与终板膜上的 ACh 受体阳离子通道结合，引起通道蛋白分子构型改变，通道开放。使终板膜对 Na^+ 和 K^+ 的通透性升高，引起 Na^+ 内流和 K^+ 外流，以 Na^+ 内流为主，结果使终板膜去极化，形成终板电位（endplate potential，EPP）。终板电位属于局部电位，可产生总和效应。当终板电位通过总和而达到一定的幅度时，引起邻旁肌细胞膜去极化而产生动作电位（终板膜本身没有电压门控 Na^+ 通道，因而不会产生动作电位）。这样，神经纤维上的动作电位以神经递质 ACh 为中介，在骨骼肌细胞膜上产生了新的动作电位，完成了信号从电–化学物质–电的传递过程。

ACh 与受体作用后大部分迅速被接头间隙的乙酰胆碱酯酶水解破坏，大约在 2ms 内便可使一次冲动释放的 ACh 水解为乙酸和胆碱。在正常情况下，一次神经冲动释放的 ACh 所引起的终板电位可达 $50 \sim 60mV$，大大超过使邻近的肌膜产生动作电位所需的阈电位水平。因此，正常情况下，神经 - 肌肉接头兴奋传递是相当可靠和有效的，亦即运动神经纤维每一神经冲动到达末梢，都能使肌细胞兴奋一次，并引起一次肌肉收缩，因此这种神经 - 肌肉接头的兴奋传递是一对一的。由于只有接头前膜能释放 ACh，所以在神经 - 骨骼肌接头处，兴奋只能从运动神经末梢传给骨骼肌细胞，表现为单向传递。由于整个传递过程需要经历囊泡的移动、ACh 的释放、ACh 的扩散、终板电位的产生和总和等环节，所以神经 - 骨骼肌接头处兴奋的传递需要消耗一定的时间，每次需要消耗 $0.3 \sim 0.5ms$ 的时间。

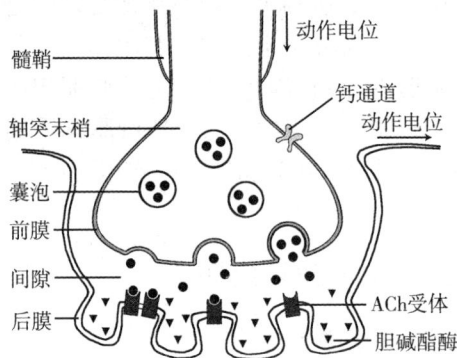

图 2 - 12　神经 - 骨骼肌接头的结构和兴奋传递过程示意图

(三) 影响神经 - 骨骼肌接头处兴奋传递的因素

在神经 - 骨骼肌接头处的兴奋传递过程中，ACh 的释放、ACh 与通道蛋白的结合、ACh 的水解灭活等环节均容易受到药物及其他环境因素的影响。

1. 影响 ACh 释放的因素　在一定范围内，ACh 释放量随着细胞外液 Ca^{2+} 浓度的增高而增多，而 Mg^{2+} 则可对抗 Ca^{2+} 的作用，使 ACh 的释放减少。另外，一些细菌，如梭状芽孢杆菌和肉毒杆菌产生的毒素可阻止运动神经末梢释放 ACh，从而可阻止化学信号从神经传向肌肉，引起肌肉无力等中毒症状。

2. 影响 ACh 与受体结合的因素　美洲箭毒和 α - 银环蛇毒能与 ACh 竞争终板膜上的 ACh 受体，阻止 ACh 与受体的结合，因此 ACh 受体通道不能开放，终板电位和肌膜动作电位不能产生，从而使肌肉失去收缩能力。有类似作用的药物，如筒箭毒可作为肌肉松弛剂，临床上用于外科手术。

3. 抑制乙酰胆碱酯酶的药物　有机磷农药（如敌敌畏、乐果等）可选择性抑制胆碱酯酶，使 ACh 不能被水解而大量堆积于接头间隙和终板膜处，持续和反复刺激肌纤维，以致造成肌肉痉挛，甚至引起喉肌痉挛，人可能窒息而死。重症肌无力患者的某些骨骼肌非常容易疲劳，并产生暂时性瘫痪。其原因是患者体内产生一种能对抗 N 型 ACh 受体的抗体，使终板膜上有功能的 ACh 受体数量减少。抗胆碱酯酶药如新斯的明（neostigmine），通常能使患者的症状明显改善，因为它可使更多的 ACh 堆积于接头间隙。

二、骨骼肌细胞的细微结构

骨骼肌细胞在结构上的主要特点是细胞内含有大量的肌原纤维和高度发达的肌管系统（图2-13）。

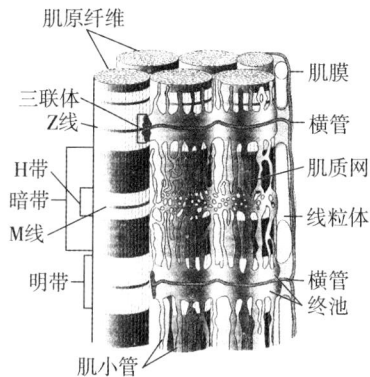

图2-13 骨骼肌的肌原纤维和肌管系统

（一）肌原纤维和肌节

每个肌细胞内部含有上千条直径 $1 \sim 2 \mu m$ 的肌原纤维。每条肌原纤维沿长轴呈现规律的明、暗交替，分别称为明带和暗带。暗带的中央有一段相对较亮的区域，称为 H 带；H 带的中央，亦即暗带的中央，有一条横向的线，称为 M 线。明带中央也有一条线，称为 Z 线。每两条 Z 线之间的区域称为一个肌节（sarcomere）。肌节是肌肉收缩和舒张的基本单位。肌原纤维之所以出现明带和暗带，是由于肌节中含有两种不同的肌丝。粗肌丝位于暗带，附着于 M 线两侧，细肌丝位于明带，附着于 Z 线两侧。细肌丝的一端锚定在 Z 线的骨架结构中，另一端插入暗带的粗肌丝之间，所以暗带中除粗肌丝外，也含有来自两侧 Z 线的细肌丝。M 线两侧没有细肌丝插入的部分，形成较明亮的 H 带。

（二）肌管系统

骨骼肌细胞有两套独立的肌管系统（图2-13），其中一套是走行方向与肌原纤维垂直的管道，称为横管或 T 管，由肌细胞膜凹陷并向细胞深部延伸而形成，其功能是使沿肌细胞膜传导的动作电位能迅速传播至细胞内部的肌原纤维周围。T 管位于每个肌节中明带和暗带的交界处，细胞外液经 T 管在肌膜上的开口与 T 管内液相通。另一种管道的走行方向与肌原纤维平行，称为纵管，亦即肌质网，肌质网的管道交织成网，包绕在肌原纤维周围。纵管的末端 T 管两侧膨大成扁平状，与 T 管相接触（但不相通）。纵管的膨大部分称为终池。大部分（约80%）的横管（即 T 管）与其两侧的终池相接触而形成三联管结构。纵管内含有高浓度的 Ca^{2+}，是胞质中 Ca^{2+} 浓度的数千倍。纵管膜上有电压门控的 Ca^{2+} 通道，该通道开放时，纵管内 Ca^{2+} 便可释放到胞质中。另外，纵管膜上还存在有 Ca^{2+} 泵，能将胞质中 Ca^{2+} 逆浓度差泵入纵管内。因此，纵管的功能在于贮存、释放和聚积 Ca^{2+}。

（三）肌丝的分子组成

肌细胞收缩的物质基础是肌丝，而肌丝的缩短与舒张与组成肌丝的各种蛋白质分子的结构和排列有关。

1. 粗肌丝　粗肌丝主要由肌凝蛋白（myosin）分子构成。肌凝蛋白也称肌球蛋白，分子呈杆状，杆的一端有两个球形的头（图 2 – 14）。杆状部分朝向 M 线平行排列，多个肌凝蛋白分子的杆状部分聚合在一起，形成粗肌丝的主干。肌凝蛋白分子的头部由主干向外伸出，形成横桥（cross – bridge）。每条粗肌丝上伸出的横桥有 300 ~ 400 个。横桥的头部具有 ATP 酶的活性，激活后能分解胞质中的 ATP，所释放的能量使横桥向 M 线方向扭动，是肌丝滑行的动力。

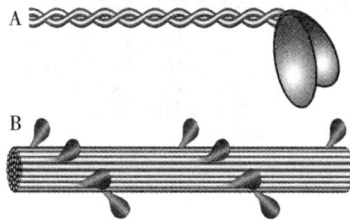

图 2 – 14　粗肌丝结构示意图
A. 粗肌丝单体；B. 粗肌丝主干

2. 细肌丝　细肌丝由三种蛋白质构成（图 2 –15），即肌动蛋白（actin）、原肌球蛋白（tropomyosin）和肌钙蛋白（troponin）。肌动蛋白又称肌纤蛋白，其单体是球形分子，在细肌丝中聚合成两条链并相互缠绕成螺旋状，构成细肌丝的主干。肌动蛋白分子上有能与横桥结合的位点。原肌球蛋白又称原肌凝蛋白，其分子呈长杆状，其长度相当于肌动蛋白中连续 7 个单体的总长度。在细肌丝中，许多原肌凝蛋白分子首尾相接而形成长链，沿肌动蛋白双螺旋的浅沟走行，在肌肉安静时正好遮盖着肌动蛋白上的横桥结合点，因此能阻止横桥与肌动蛋白的结合，在肌肉收缩过程中起调节作用（图 2 –16）。每个原肌球蛋白分子上还结合有另一个调节蛋白，即肌钙蛋白。肌钙蛋白由三个亚单位组成，即 C 亚单位、T 亚单位和 I 亚单位。静息时，T 亚单位和 I 亚单位分别与原肌球蛋白和肌动蛋白紧密相连，将原肌球蛋白保持在遮盖肌动蛋白上结合点的位置。C 亚单位具有 Ca^{2+} 结合位点，每分子 C 亚单位可结合 4 个 Ca^{2+}。胞质内 Ca^{2+} 浓度升高时将促进 C 亚单位与 Ca^{2+} 结合，使肌钙蛋白发生构象变化，这种变构将导致 I 亚单位与肌动蛋白的结合减弱和原肌球蛋白分子向肌动蛋白双螺旋沟槽的深部移动，从而暴露出肌动蛋白上的结合位点，引发横桥与肌动蛋白的结合和肌肉收缩。

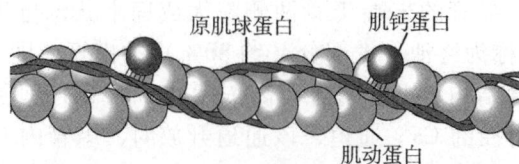

图 2 –15　细肌丝分子结构示意图

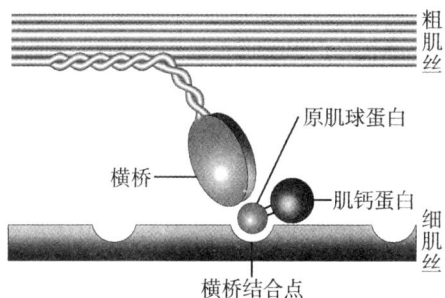

图 2 - 16 粗、细肌丝结构关系示意图

三、骨骼肌细胞的收缩机制

在电镜下可看到，肌肉处于不同状态时，肌节的长度不同。不论在肌肉静止、收缩或被动拉长时，肌小节中的暗带的长度始终不变，而明带和 H 带长度则随每个肌小节的长度变化而变化。当肌肉缩短时，明带缩短，各相邻的 Z 线相互接近。但暗带长度不变；明带虽然缩短，但细肌丝长度并未改变，其游离端向 M 线靠近。根据这些观察，有人提出了滑行（sliding）学说来解释肌肉收缩的机制。即肌肉收缩时，并无肌丝或其他有形结构的卷曲或缩短，而只发生了细肌丝向粗肌丝之间滑行或移行，相邻的各 Z 线互相靠近，肌节变短，整个肌肉缩短。其过程如下（图 2 - 17）。

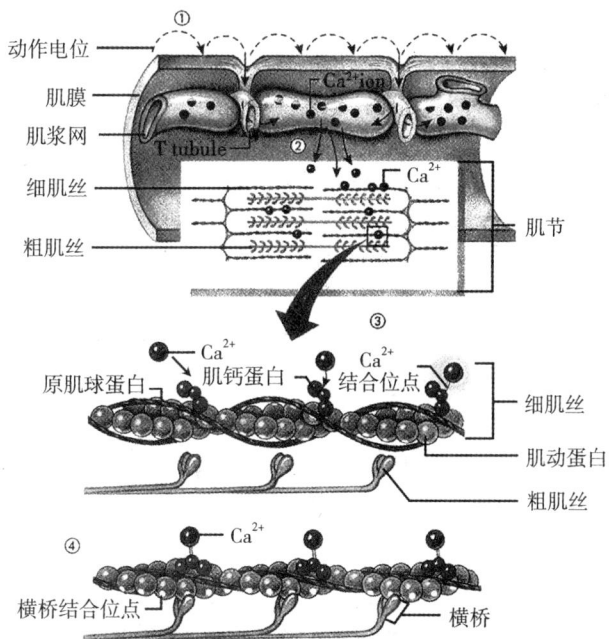

图 2 - 17 骨骼肌收缩机制示意图

运动神经元兴奋而产生的动作电位沿运动神经纤维传导到神经 - 肌接头，经过神经 - 肌接头处的兴奋传递，使对应的肌细胞兴奋而产生动作电位。肌膜上的动作电位

沿横管膜传导到三联管，激活终池膜上的 Ca^{2+} 释放通道，终池内的 Ca^{2+} 释放到胞质中，使胞质中的 Ca^{2+} 浓度升高。Ca^{2+} 与肌钙蛋白结合，引起原肌球蛋白变构，暴露出肌动蛋白上的横桥结合位点，横桥与横桥结合位点结合，激活横桥头部的 ATP 酶活性，横桥利用分解 ATP 所释放的能量拖动细肌丝向 M 线方向滑动，肌节缩短，肌肉收缩（图 2 – 18）。胞质中的 Ca^{2+} 浓度升高后，激活终池膜上的钙泵，钙泵将胞质中的 Ca^{2+} 泵回终池内，使胞质中的 Ca^{2+} 浓度降低。胞质中 Ca^{2+} 浓度的降低引起 Ca^{2+} 与肌钙蛋白解离，导致原肌球蛋白的构型恢复，重新遮盖着肌动蛋白上的横桥结合点。因而细肌丝滑行回原位置，肌肉舒张。

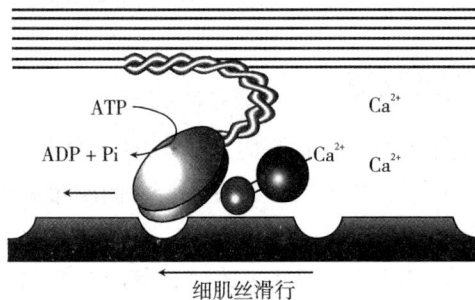

图 2 – 18　肌丝滑行机制示意图

四、影响骨骼肌收缩效能的因素

肌肉收缩效能表现为收缩时所产生的张力的大小、肌肉缩短的程度和肌肉缩短的速度。根据外部表现，肌肉的收缩可分为等长收缩和等张收缩。肌肉收缩时只有张力的增加而肌节的长度保持不变，称为等长收缩（isometric contraction）。肌肉收缩时只发生肌节长度的缩短而张力保持不变，称为等张收缩（isotonic contraction）。骨骼肌的收缩效能决定于肌肉收缩前或收缩时所承受的负荷、肌肉自身的收缩能力和总和效应等因素。

（一）前负荷对骨骼肌收缩效能的影响

前负荷（preload）是指肌肉开始收缩前所承受的负荷。肌肉在收缩前的肌节长度称为肌肉的初长度（initial length）。前负荷增加，则肌肉的初长度随之增加（即肌肉被拉得更长），肌肉收缩时产生的张力增加；但前负荷过大时，使肌肉的初长度过长，收缩力反而有所下降（图 2 – 19）。能使肌肉产生最佳收缩效能的前负荷，称为最适前负荷（optimal preload）。在最适前负荷的作用下，粗、细肌丝的重叠最好，起作用的横桥数目最多，此时的肌节长度称为最适肌节长度。在此肌节长度下，肌肉能产生最佳的收缩效能（图 2 – 20）。人体内大多数骨骼肌在静息时肌节的自然长度为 2.0 ~ 2.2μm，正好是其最适肌节长度。能使肌节维持在最适肌节长度的肌肉初长度，称为最适初长度（optimal initial length）。

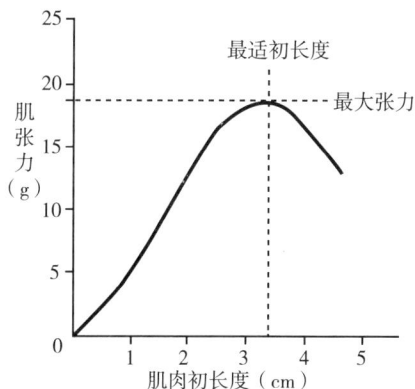

图 2 - 19　肌肉的初长度对肌张力的影响

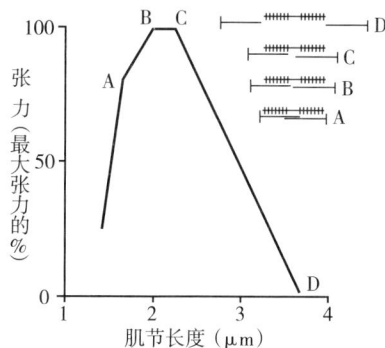

图 2 - 20　肌节长度与收缩张力的关系

（二）后负荷对骨骼肌收缩效能的影响

后负荷（afterload）是指肌肉开始收缩后所遇到的负荷或阻力。肌肉在前负荷固定不变而有后负荷的条件下收缩时，总是先产生张力，且张力逐渐增加，而肌肉的长度不变（等长收缩）。到张力增加到足以克服负荷时，才发生肌肉长度的缩短，并且从肌肉缩短开始到结束，肌张力维持不变（等张收缩）。因此肌肉在有后负荷的条件下收缩时，先进行等长收缩，后进行等张收缩。后负荷增加时，肌肉需要进行更长时间的等长收缩才能克服负荷，因此肌肉的缩短出现较迟，缩短的速度较慢，缩短的程度较小。如果后负荷过大，则肌肉只发生等长收缩而无长度的缩短。

（三）肌肉收缩能力对骨骼肌收缩效能的影响

肌肉收缩能力（contractility）是指与前、后负荷无关的、决定肌肉收缩效能的肌肉本身的内在特性。肌肉收缩能力主要取决于肌肉收缩过程中胞质内 Ca^{2+} 浓度的变化、肌凝蛋白的 ATP 酶活性、细胞内各种功能蛋白的表达水平等。许多神经递质、体液因子、病理因素和药物，都可通过上述途径来调节和影响肌肉收缩能力。一般情况下，Ca^{2+}、肾上腺素、咖啡因等可使肌肉收缩能力增强；而缺 O_2、酸中毒、能量缺乏等情况下，则肌肉收缩能力减弱。在同等负荷的情况下，肌肉收缩能力强时，肌肉收缩的效能较好；肌肉收缩能力减弱时，肌肉收缩的效能较差。

（四）肌肉收缩的总和

通过收缩的总和，骨骼肌可快速调节其收缩的强度。由于在体的骨骼肌的收缩是受神经控制的，因此收缩的总和是在中枢神经系统的调节下完成的，有以下两种形式。

1. 运动单位数量的总和　一个脊髓前角运动神经元及其轴突分支所支配的全部肌纤维，称为一个运动单位（motor unit）。运动单位的大小差别很大，不同运动单位所包含的肌纤维数可以从几根到几千根，而收缩时产生的张力可以相差 50 倍以上。弱收缩时，仅有少量的和较小的运动单位发生收缩；随着收缩的加强，可有越来越多和越来越大的运动单位参与收缩，产生的张力也随之增加。肌肉舒张时，停止收缩的首先是最大的运动单位，最后才是最小的运动单位。

2. 频率效应的总和　运动神经元发放冲动的频率同样会影响骨骼肌的收缩形式和收缩强度。当骨骼肌受到一次单个刺激时，可发生一次动作电位，随后出现一次收缩和舒张，这种形式的收缩称为单收缩（图2－21A）。在一次单收缩中，动作电位时程（相当于绝对不应期）仅2~4ms，而收缩过程可达几十甚至几百毫秒，因而骨骼肌有可能在机械收缩过程中接受新的刺激并发生新的兴奋和收缩。新的收缩过程可以与上次尚未结束的收缩过程发生总和。当骨骼肌受到频率较高的连续刺激时，可出现以这种总和过程为基础的强直收缩。如果刺激频率相对较低，总和过程发生于前一次收缩过程的舒张期，将出现不完全性强直收缩（图2－21B）；如果提高刺激频率，使总和过程发生在前一次收缩过程的收缩期，就出现完全性强直收缩（图2－21C）。通常所说的强直收缩是指完全性强直收缩。在等长收缩条件下，强直收缩产生的张力可达单收缩的3~4倍。

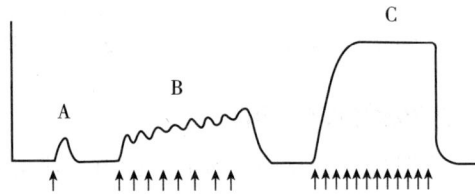

图2－21　肌肉的单收缩和强直收缩
A. 单收缩；B. 不完全性强直收缩；C. 完全性强直收缩

　　生理条件下，支配骨骼肌的传出神经总是发出连续的冲动，所以骨骼肌的收缩都是强直收缩。即便在静息状态下，中枢神经系统也经常发放低频率的神经冲动至骨骼肌，使之产生一定程度的强直收缩，这种微弱而持续的收缩称为肌紧张。

（张兆强）

第三章 | 血 液

血液（blood）的主要功能是运输。一方面血液为组织提供氧气和营养物质同时带走组织的代谢产物；另一方面，通过血液循环将激素和其他物质运送到靶向器官或组织。血液系统还参与调节机体的稳态，主要表现在维持机体的 pH 值和体温的稳定。另外，血液还具有重要的防御和保护的功能。如果血液成分发生改变或者血液循环出现障碍，组织或器官则会出现一定的损伤，甚至导致死亡。有些疾病也能导致血液的成分或性质出现特征性的改变，故临床血液检查也是医学诊断上的重要参考依据。

第一节 血液的基本组成和理化特性

一、血液的基本组成

血液由液体成分血浆（plasma）和悬浮于其中的血细胞（blood cells）组成。血细胞包括红细胞（red blood cells，RBC）、白细胞（white blood cells，WBC）和血小板（platelet）。血液的成分如下所示。

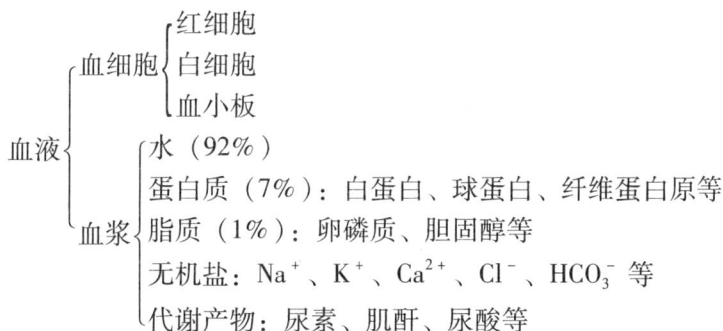

血液 $\begin{cases} 血细胞 \begin{cases} 红细胞 \\ 白细胞 \\ 血小板 \end{cases} \\ 血浆 \begin{cases} 水（92\%） \\ 蛋白质（7\%）：白蛋白、球蛋白、纤维蛋白原等 \\ 脂质（1\%）：卵磷质、胆固醇等 \\ 无机盐：Na^+、K^+、Ca^{2+}、Cl^-、HCO_3^- 等 \\ 代谢产物：尿素、肌酐、尿酸等 \end{cases} \end{cases}$

在全血中，血细胞所占全血的容积百分比称为血细胞比容（hematocrit）。由于血液中的有形成分主要是红细胞，故血细胞比容也称红细胞比容。正常（成年）人男性的红细胞比容为 40%～50%，女性为 37%～48%，新生儿约为 55%。红细胞比容的大小主要反映红细胞在全血中的相对含量。红细胞增多或血浆量减少时，红细胞比容增大。反之，红细胞减少或血浆量增多时，红细胞比容减少。严重贫血时，红细胞比容减小；严重脱水使血浆浓缩时，红细胞比容可增大。

血浆的主要成分是水（91%～93%）以及溶解在水中的电解质、小分子有机物质（营养物、代谢物、激素等）和一些气体（O_2、CO_2 等）。由于晶体物质和水可以自由地透过毛细血管壁，因此组织液中的晶体物质含量及理化性质与血浆内的基本一致。

血浆中另一成分血浆蛋白不能自由穿透血管壁，因此正常情况下组织液与血浆在成分上最大的区别就是前者几乎不含蛋白质。血浆中蛋白质的种类很多，依据不同的分类方法，可分为白蛋白、球蛋白、纤维蛋白原三类，其含量分别为 40～48g/L、15～30g/L、2～4g/L。血浆蛋白的主要功能有：①形成血浆胶体渗透压。②作为载体运输各类激素和维生素等物质。③参与血液凝固、抗凝和纤溶等生理过程。④抵御病原微生物的入侵。⑤营养功能。

血量（blood volume）又称血容量，指循环系统中存在的血液总量，是血浆和血细胞的总和。正常成年人的血液总量相当于体重的 7%～8%，即每公斤体重有 70～80ml 血液。幼儿体内含水量较多，其血液总量约占体重的 9%。血容量保持正常是生命活动维持正常的必要前提。

二、血液的理化特性

（一）血浆渗透压

1. 晶体渗透压与胶体渗透压　血浆渗透压主要是由晶体渗透压（crystal osmotic pressure）和胶体渗透压（colloid osmotic pressure）两部分组成，正常值约为 300 mmol/L。其中晶体渗透压是产生血浆渗透压的主要力量，占绝大部分，约占血浆渗透压的 99.6%。晶体渗透压主要由血浆中的晶体物质（主要为 Na^+ 和 Cl^-）所形成，由于血浆与组织液中晶体物质的浓度几乎相等，所以它们的晶体渗透压也基本相等。胶体渗透压是由血浆中蛋白质所形成的，由于蛋白质颗粒数目远较电解质少，所产生的胶体渗透压很小，约占血浆渗透压的 0.4%。在血浆蛋白中，白蛋白的分子数量远多于球蛋白，故胶体渗透压主要来自白蛋白。通常血浆蛋白不能透过毛细血管壁，因此组织液中蛋白质很少，所以组织液的胶体渗透压远低于血浆中胶体渗透压。血浆胶体渗透压对于血管内外的水平衡具有重要调节作用。当肝、肾疾病或者营养不良导致血浆蛋白含量下降时，可因血浆胶体渗透压降低，组织液生成增加，而形成组织水肿。

2. 等渗溶液　通常将渗透压与血浆渗透压相等的溶液称为等渗溶液（iso-osmotic solution），渗透压高于正常血浆的为高渗溶液（hypertonic solution），渗透压低于正常血浆的则为低渗溶液（hypotonic solution）。将红细胞置于等渗液中，由于细胞内外的渗透压相等，红细胞能保持正常形态。若将红细胞置于高渗液中，红细胞的水分子由于受到细胞外渗透压的吸引而渗出，细胞将发生皱缩。相反，将红细胞置于低渗液中，细胞外水分子受到细胞内渗透压的吸引而进入细胞内，红细胞将发生肿胀变形，甚至破裂溶血。

（二）血浆的 pH 值

血浆具有比较恒定的酸碱度，正常人血浆 pH 为 7.35～7.45。血液中有强大的缓冲系统，以保证血液 pH 的相对稳定。血浆中主要的缓冲系统为 $NaHCO_3/H_2CO_3$、蛋白质钠盐/蛋白质、Na_2HPO_4/NaH_2PO_4，其中以 $NaHCO_3/H_2CO_3$ 最为重要。

第二节　血细胞的生理功能

一、红细胞

（一）红细胞的生理特性

1. 红细胞的形态、数量　正常红细胞呈双凹圆碟形，直径为 $7\sim8\mu m$，厚约 $2\mu m$，无核，周边厚，中央薄。这种形态有利于增大红细胞的表面积，便于红细胞的携氧和变形，在通过狭窄的血管或血窦时不容易发生破裂溶血。我国成年男性红细胞的数量为 $(4.0\sim5.5)\times10^{12}/L$，女性为 $(3.5\sim5.0)\times10^{12}/L$。红细胞内含有大量的血红蛋白（hemoglobin，Hb），其具有携带 O_2 和 CO_2 的功能。我国成年男性血红蛋白的浓度为 $120\sim160g/L$；成年女性为 $110\sim150g/L$；正常人的红细胞数量和血红蛋白不仅有性别差异，还可因年龄、生活环境和机体的功能状态不同而有差异。外周血中红细胞或血红蛋白的含量低于正常水平，在临床上称为贫血。贫血是一种常见的临床症状，可影响红细胞的携氧功能，造成组织细胞缺氧。

2. 红细胞的生理特性

（1）红细胞的渗透脆性　红细胞置于低渗溶液时，水会进入细胞内导致细胞膨胀，甚至破裂。红细胞在低渗溶液中发生肿胀破裂的特性称为红细胞的渗透脆性（osmotic fragility）。但红细胞并非在所有的低渗液中都会发生溶血。实验中将红细胞分别置于不同浓度的 NaCl 溶液中，在等渗的 0.85% NaCl 溶液中红细胞能保持正常的形态和大小；在低渗 NaCl 溶液中，红细胞出现吸水膨胀，并不立即出现破裂溶血；当 NaCl 浓度下降到 0.42% 时，部分红细胞开始破裂而溶血。这种现象说明红细胞膜对低渗溶液有一定的抵抗力，透脆性与红细胞膜的抵抗力成反比关系。新生红细胞膜抵抗力大，而渗透脆性小；衰老红细胞、形态异常的红细胞（遗传性球形红细胞增多症），其渗透脆性都比正常红细胞大，容易发生破裂溶血。故测定红细胞渗透脆性有助于一些疾病的临床诊断。

（2）红细胞的可塑变形性　正常红细胞在外力作用下具有变形的能力，称为红细胞的可塑变形性。流动着的红细胞在通过直径 $7.5\mu m$ 以下的毛细血管时，或穿过骨髓和脾脏的血窦和脾索间基底膜上的微孔（$3\mu m$）时，红细胞要经历形态上相当大的改变才能完成。影响红细胞的变形因素有三个方面：①表面积与体积的比值越大，变形的能力也就越大，故双凹圆碟形红细胞的变形能力远大于球形红细胞；②红细胞内的黏度越大，变形能力越小，血红蛋白变性或浓度过高时，可使红细胞内黏度增加；③红细胞膜的弹性降低，也可使红细胞变形能力降低。

（3）红细胞悬浮稳定性　红细胞能相对稳定地悬浮于血浆中，这一特性称为红细胞的悬浮稳定性（suspension stability of erythrocyte）。通常以红细胞在第 1 小时末下沉的距离表示红细胞沉降的速度，称为红细胞沉降率（erythrocyte sedimentation rate，ESR），简称血沉，正常值为 $15\sim20mm/h$。红细胞的 ESR 越大，表示红细胞的悬浮稳定性越小。红细胞悬浮稳定性的大小与红细胞是否易于叠连有关。红细胞叠连之后，其表面积与容积的比值减少，与血浆的摩擦力也减少，于是 ESR 加快。影响红细胞发生叠连的因素，主要在于血浆成分的变化。现已证实，血浆中球蛋白、纤维蛋白原及胆固醇含量增多，可加速红细胞叠连，沉降加速；而血浆中白蛋白、卵磷脂增多，可使红细胞叠连减少，沉降减慢。在某些疾病，如活动性肺结核、类风湿时红细胞叠连增加，ESR 加快。

（二）红细胞的生成

在正常人体，骨髓是生成各种血细胞的主要场所。而在出生前肝、脾是胎儿主要造血器官。在造血需求增加时，肝、脾又可重新恢复造血的功能，称为髓外造血，发挥代偿作用。血细胞包括红细胞、白细胞和血小板，它们均起源于造血干细胞（hematopoietic stem cell，HSC）。

1. 红细胞生成的原料 红细胞生成需要蛋白质、脂质和糖以及维生素 B_{12}、叶酸和铁等原料。叶酸和维生素 B_{12} 是红细胞合成 DNA 所需的重要辅酶，叶酸的转化需要维生素 B_{12} 的参与。缺乏叶酸或维生素 B_{12} 时，DNA 合成不足，幼红细胞分裂增殖减慢，生成的红细胞不成熟，体积较大，故称巨幼红细胞性贫血。成人每天需要 20～30mg 铁用于红细胞生成，但每天只需从食物中吸收 1mg 以补充排泄的铁，其余95% 均来自体内铁的再利用。再利用的铁主要来自破坏了的红细胞。当铁的摄入不足或吸收障碍或长期慢性出血等原因，会导致体内贮存的铁减少，使合成的血色素量不足，红细胞体积偏小，故称小细胞低色素性贫血，即缺铁性贫血。

2. 红细胞生成的调节 正常红细胞的寿命是120 天，成年人体内每小时约有0.8%的红细胞进行更新。当机体有需要时，红细胞生成的数量和速度会发生适当的调整，红细胞生成主要受促红细胞生成素以及雄激素的调节。由肾脏合成分泌的促红细胞生成素（erythropoietin，EPO）主要促进晚期红系祖细胞增殖和分化，并促进骨髓释放网织红细胞，使血液中红细胞的数量增多。当组织中氧分压降低时，血浆中 EPO 的浓度增加，促使循环中的红细胞数量的增加，以提高血液的运氧能力，满足机体对氧的需要。严重的肾脏疾患导致肾脏合成的 EPO 不足，也可导致严重的贫血，临床上称肾性贫血，是慢性肾小球肾炎常见症状。雄激素不但能直接刺激骨髓造血组织，加速红细胞生成，而且还能作用于肾脏使促红细胞生成素的活性提高，从而使血液中红细胞数量增多。这可能是成年男性红细胞数多于女性的原因之一。

二、白细胞

白细胞（leukocyte，or white blood cells，WBC）是一类有核的血细胞，根据其形态、功能和来源可以分为三大类：粒细胞（granulocyte）、单核细胞（monocyte）和淋巴细胞（lymphocyte）。正常成年人白细胞数是（4.0～10）$\times 10^9$/L。

除淋巴细胞外，所有的白细胞都能伸出伪足做变形运动，凭借这种运动白细胞得以穿过血管壁，这一过程称为白细胞渗出（diapedesis）。白细胞具有趋向某些化学物质游走的特性，称为趋化性（chemotaxis）。体内具有趋化作用的物质包括人体细胞的降解产物、抗原-抗体复合物、细菌毒素和细菌等。白细胞按照这些物质的浓度梯度游走到这些物质的周围，把异物包围起来并吞入胞质内的过程称为吞噬作用。因此白细胞是体内主要的免疫细胞，通过杀灭入侵的病原微生物、清除体内衰老死亡的细胞、识别清除癌变的肿瘤细胞等方式，发挥着抗感染、抗肿瘤和免疫调节作用。根据淋巴细胞表面分化抗原的不同，可将淋巴细胞分成 T 淋巴细胞、B 淋巴细胞。在功能上 T

淋巴细胞主要参与细胞免疫，B 淋巴细胞主要参与体液免疫。

三、血小板

（一）血小板的数量

正常成年人外周血中血小板数量为（100～300）×10^9/L。血小板数量具有生理性的波动。当机体血小板数量低于 $50×10^9$/L 时，机体凝血功能发生严重障碍，微小创伤或仅血压的增高也可使皮肤或黏膜下出现血瘀点，甚至大块紫癜，临床上称之为血小板减少性紫癜。

（二）血小板的生理功能

1. 促进止血，加速凝血　止血是指血管破损，出血得到制止。凝血是指血液凝固成块。当血管损伤而内皮细胞下结构暴露时，胶原纤维与血液中的血小板接触，血小板外膜发生某些理化变化，从而使两者粘附在一起。然后，此处更多的血小板聚集成团，形成松软的止血栓。血小板的聚集与其本身释放的 ADP 和前列腺素等活性物质有关。此外，在创伤出血时，血小板还释放出肾上腺素和 5 - 羟色胺，引起局部血管平滑肌收缩，使血管口径缩小，有利于止血。血小板磷脂因子（PF3）与其他凝血因素一起加速血液凝固过程，促使血液凝块的形成，堵塞出血伤口。另外血小板内收缩系统在 Ca^{2+} 作用下发生收缩，使血块缩紧，成为坚实的止血栓，牢固地封住血管的伤口。

2. 维护血管壁的完整性　血小板有维护毛细血管壁完整性的功能。同位素示踪实验证实，血小板与毛细血管内皮细胞相互粘连与融合，从而填补不断脱落的内皮细胞，使红细胞不能透出血管外。当体内血小板数目锐减时，上述功能难以完成，红细胞容易逸出，可发生自发性出血现象，出现紫癜。

（三）血小板的形成和破坏

血液循环中的血小板是从骨髓成熟的巨核细胞胞质裂解脱落下来的胞质小块，一个巨核细胞可产生 2000～5000 个血小板。进入血液的血小板，约 2/3 存在于外周血液循环中，其余吸附于肝、脾血窦内皮细胞上。血小板平均寿命 7～14 天，在维持血管内皮完整和生理性止血的活动中，血小板可在发挥其生理功能时被消耗，另外衰老的血小板会被脾和肝脏的网状内皮系统吞噬和破坏。

第三节　生理性止血

一、生理性止血的基本过程

正常情况下，小血管损伤后引起的出血在几分钟内就会自行停止的现象，称为生理性止血。临床上常以皮肤毛细血管被刺伤后，血液自行流出到自然停止所需的时间为出血时间（bleeding time，BT）。正常 BT 为 1～3min，BT 的长短反映机体生理性止血功能的状态。若血管壁的结构、血小板的数量及质量有缺陷时，可导致 BT 延长，甚至出血不止。生理性止血过程是血管、血小板和血浆中的凝血因子协同作用完成的。主要包括血管收缩、血小板血栓形成和血液凝固三部分功能活动（图 3 -1）。

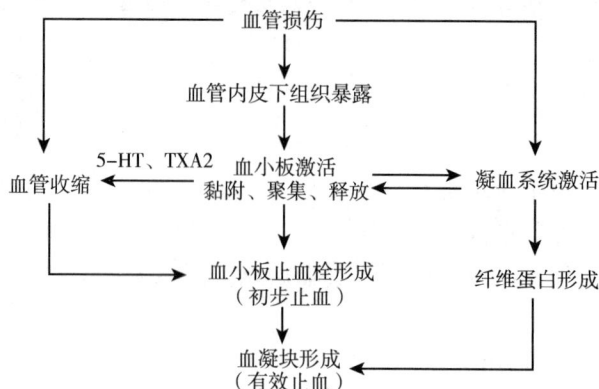

图 3-1　生理性止血的过程

（一）血管收缩

小血管受损后会立即收缩，若破坏不大即可使血管封闭。发生血管收缩的原因主要有：①损伤刺激反应性的引起血管收缩；②损伤暴露了血管内膜，血小板黏附并释放 5-羟色胺、TXA2 等缩血管物质引起血管收缩，两者共同作用使受损血管局部血流减慢，限制出血。

（二）血小板血栓的形成

在血管收缩的同时，血小板迅速黏附，聚集于血管破损处，形成松软的止血栓以填塞伤口。血小板血栓形成后，除了直接堵塞血管破口，发生直接止血作用外，还可引起凝血因子活化，导致凝血系统激活。

（三）血液凝固

凝血系统被迅速激活，形成的凝血酶原激活物激活了凝血酶原，最终使可溶的纤维蛋白原转变为不溶的纤维蛋白，纤维蛋白加固了松软的血小板血栓，使之形成坚固的止血栓（图 3-1）。

二、血液凝固

血液凝固的过程就是指血液由流动的液体状态转变成不流动的凝胶状态的过程。这一过程是一个复杂的生物化学连锁反应，需要有一系列的凝血因子参与。

（一）凝血因子

血浆与组织中直接参与凝血的物质，统称为凝血因子（blood clotting factor）。目前已知的凝血因子有 14 种，有 12 种按罗马数字编号命名，剩下 2 种的名称是高分子激肽原和前激肽释放酶。除凝血因子Ⅳ外，其余已知的凝血因子都是蛋白质。已知的凝血因子中只有凝血因子Ⅲ存在于血管外，其余的凝血因子都存在于血管内。凝血因子大多数在肝脏合成，其中凝血因子Ⅱ、Ⅶ、Ⅸ、Ⅹ的生成需要维生素 K 的参与，故它们又称依赖维生素 K 的凝血因子。有些凝血因子，在血浆中并无活性，需经过水解作用，在其肽链的一定部位切下一个片段，以暴露或形成活性中心，才呈现其活性，这个过程称为激活。凝血因子的活化形式在它们名称的右下位置缀以英文字母 a 表示。

（二）凝血过程

血液凝固（blood coagulation）是由凝血因子按一定顺序激活而生成的凝血酶最终使纤维蛋白原变为纤维蛋白的过程。凝血过程大致分为 3 个步骤：①凝血酶原酶复合物的形成；②凝血酶原的激活；③纤维蛋白的形成。

1. 凝血酶原酶复合物的形成 凝血酶原酶复合物不是一种单纯物质，而是一组复合物，根据反应起始参与的凝血因子和凝血酶原酶复合物形成的途径不同，可分为内源性凝血途径和外源性凝血途径。

（1）内源性凝血途径 这个系统是指凝血酶原复合物的形成完全依赖于血浆中的凝血因子。具体过程是：血浆中凝血因子XII与受损伤血管壁内的胶原或基膜接触后，被激活成$XIIa$，它再催化因子XI成为XIa，XIa继而催化因子IX成为IXa。因子IXa、因子$VIIIa$、Ca^{2+}和血小板磷脂（PL）等共同催化因子X成Xa。Xa与因子Va、Ca^{2+}和血小板磷脂（PL）形成"凝血酶原酶复合物"，如图 3 – 2 所示。

（2）外源性凝血途径 当组织受外伤时，释放出因子III，其所发动的凝血过程称为外源性凝血途径。因子III是一种脂蛋白，它必须与部分血浆因子$VIIa$和Ca^{2+}形成复合物。此复合物可催化因子X成Xa。下面的步骤即和内源性凝血系统中的相同，即Xa与因子Va、Ca^{2+}和血小板磷脂（PL）形成"凝血酶原酶复合物"，如图 3 – 2 所示。内源性凝血途径和外源性凝血途径相互联系、相互促进，共同完成凝血过程。

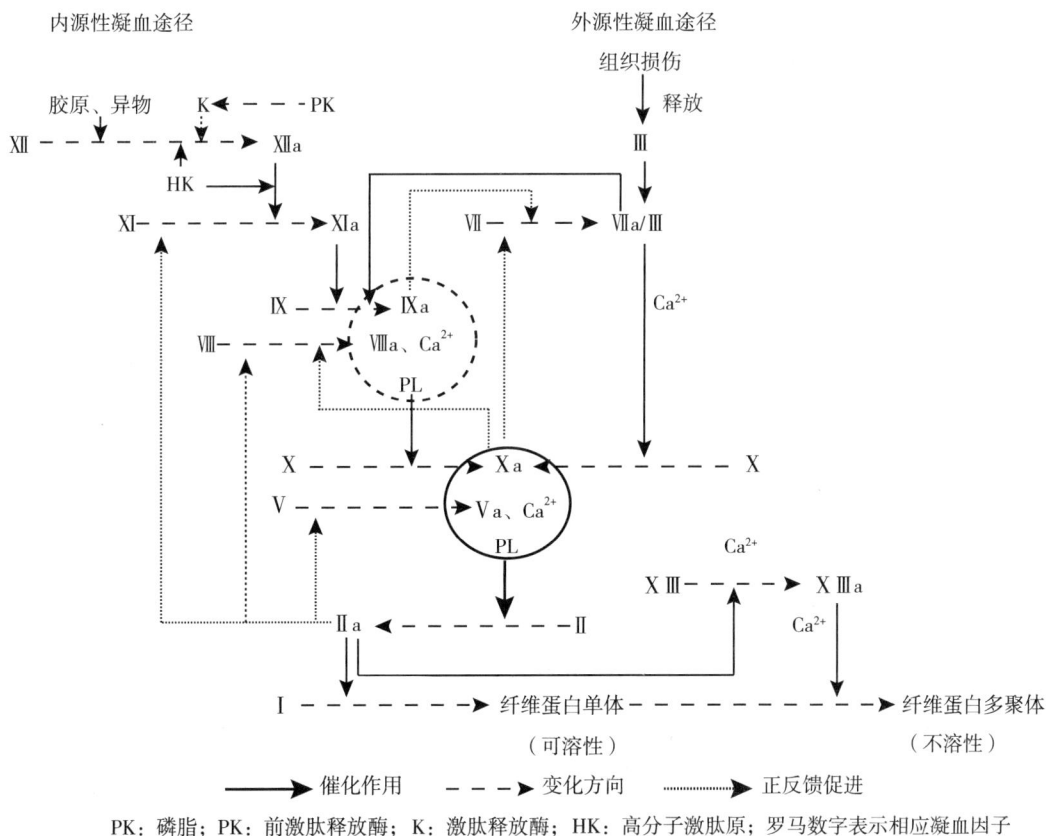

图 3 – 2 凝血过程示意图

2. 凝血酶原的激活 因子Ⅱ，即凝血酶原，其自身无活性，它需要在"凝血酶原酶复合物"的作用下水解激活为具有活性的凝血酶。凝血酶在止血与凝血的生理和病理过程中起着重要作用。

3. 纤维蛋白的形成 有活性的凝血酶Ⅱa和Ca^{2+}一起作用于因子Ⅰ，即血浆纤维蛋白原。纤维蛋白原是一种二聚体蛋白质，在血浆中呈溶解状态。凝血酶将其水解为单体，然后各单体之间以氢键联系，聚合在一起成为多聚体。它们相互连接，纵横交错织成网状，将各种血细胞网罗其中，形成血块。血块紧缩后所析出的液体即为血清。

4. 凝血机制 凝血是一系列凝血因子相继酶解激活的过程，最终结果是凝血酶和纤维蛋白凝块的形成，而且每步酶解反应均有放大效应。外源性凝血途径在体内生理性凝血反应的启动中起关键作用，因子Ⅲ被认为是凝血过程的启动因子。内源性凝血途径则在凝血过程的维持中起重要作用。凝血过程是一种正反馈，一旦触发，就会迅速进行下去。这样的一种酶促连锁反应，每一步都是密切联系的，一个环节受阻或促进，则整个凝血过程就会停止或加速。

三、抗凝系统

在正常情况下，引起机体凝血系统激活的因素会经常存在，因而常有少量的凝血因子被激活。但少量激活的凝血因子并不被凝血反应的"瀑布效应"所放大，发展成广泛的血栓形成。即使组织损伤出血时，凝血过程也仅限于受损的局部组织，不会扩展到全身引起血液循环障碍。这意味着体内还存在着与凝血系统相对抗的抗凝系统（anticoagulation system），它们在不同的水平和部位调节着凝血反应，以对抗凝血过程。凝血系统和抗凝系统相互对抗，保持动态平衡，既可以防止组织损伤时发生大量出血，又可以防止轻微损伤引发广泛的血栓形成，导致血液循环障碍。

正常的抗凝机制中最重要的抗凝物是由肝细胞和血管内皮细胞分泌的抗凝血酶Ⅲ，它可以灭活大部分凝血酶。在正常情况下，抗凝血酶的直接抗凝作用缓慢而微弱，只有与肝素结合后，才能发挥其强大的抗凝作用。肝素（heparin）是一种酸性黏多糖，主要由肥大细胞和嗜碱性粒细胞产生，与抗凝血酶Ⅲ结合后，可使抗凝血酶Ⅲ的活性提高100~1000倍。肝素在体内、体外均有抗凝作用，其临床应用十分广泛。

四、纤溶系统

纤溶过程是正常人体的重要生理功能，是指在纤溶酶的作用下纤维蛋白和纤维蛋白原降解，凝血块发生溶解、液化的过程。纤溶酶的前体纤溶酶原主要由肝脏合成，以无活性的酶原形式存在于血浆中，当血液凝固时，纤维蛋白形成，纤溶酶原大量吸附于纤维蛋白网上，并在纤溶酶原激活物的作用下激活为有活性的纤溶酶（plasmin），纤溶酶以纤维蛋白和纤维蛋白原为底物，最终可使之分解。

纤溶酶原激活物主要有两种，一种来源于血管内皮细胞合成和释放的组织型纤溶酶原激活物，一种来源于肾脏上皮细胞产生的尿激酶型纤溶酶原激活物。药物如链激酶（streptokinase，SK）、尿激酶（urokinase，UK）能直接激活纤溶酶原，这是临床上溶栓治疗的理论基础。

凝血系统激活时，一方面Ⅻa能激活因子Ⅺ，启动凝血系统；另一方面ⅫaⅫa还可以激活纤溶系统，使凝血和纤溶相互配合，保持平衡。如果纤溶系统功能亢进则容易表现出血倾向；而纤溶系统功能低下则不利血管再通，加重血栓栓塞。

第四节　血　型

一、血型与血型系统

血型（blood group）是指红细胞膜上特异性抗原的类型。白细胞、血小板上也存在血型抗原，通常所说的血型是指红细胞血型。若将血型不相容的两个人的血液滴加在玻片上混合，可观察到红细胞凝集成簇，这种现象称为红细胞凝集。红细胞凝集的本质是抗原－抗体反应。起抗原作用的是红细胞膜上的特异性抗原称为凝集原，血浆中能与红细胞膜上的凝集原发生反应的特异性抗体称为凝集素。红细胞膜上凝集原的类型决定了血型的分类。医学上与临床关系最密切的是 ABO 血型系统和 Rh 血型系统。

二、红细胞血型

（一）ABO 血型

1. ABO 血型的分型　ABO 血型是根据红细胞膜上所含的凝集原而划分的，凝集原类型有 A、B 两种。根据它们的组合，可以有四种类型：①含有 A 凝集原的称为 A 型血；②含有 B 凝集原的称为 B 型血；③含有 A 和 B 两种凝集原的称为 AB 型血；④既无 A，也无 B 凝集原的称为 O 型血。人类血清中含有与上述凝集原相对应的凝集素，即抗 A 抗体，抗 B 抗体。生理情况下人体自身是不会含有对抗自身红细胞凝集原的抗体，因此 A 型血的人血清中只含有抗 B 抗体；B 型血的人血清中只含有抗 A 抗体；AB 型血的人血清中既不含有抗 A 抗体也不含有抗 B 抗体；而 O 型血的人血清中则同时含有抗 A 和抗 B 两种抗体。ABO 血型系统中的凝集原和凝集素情况见表 3－1。

表 3－1　ABO 血型系统中的凝集原和凝集素

血型	红细胞上凝集原（抗原）	血清中凝集素（抗体）	凝集反应	
			抗 A 血清	抗 B 血清
A 型	A	抗 B	+	－
B 型	B	抗 A	－	+
AB 型	A 和 B	无	+	+
O 型	无	抗 A 和抗 B	－	－

2. ABO 血型的遗传学特征　血型是先天遗传的，ABO 血型系统中控制 A、B、H 凝集原生成的 3 个基因都位于 9 号染色体的等位基因上。但一对染色体上只可能出现这 3 个基因中的 2 个，其中一个来自父体，一个来自母体，它们共同决定了子代血型的基因型（genotype）。不同的基因类型代表了红细胞合成的转糖基酶的类型，因此也就决定了个人的凝集素类型，即人血型的表现型。

ABO 血型系统中血型的表现型由基因型类别所决定，但是在基因型中 A、B 基因属于显性基因，O 基因则为隐性基因。因此红细胞表现型为 O 型时，其基因型只可能是 OO 型基因，但红细胞表现型为 A 型或者 B 型时，其基因型有可能是 AO 或者 BO 型，所以 A 型血或 B 型血的父母完全有可能生下 O 型血的子女，而 AB 血型的人不可能是 O 型子女的父亲或母亲。根据血型的遗传规律，就可能从子女的血型表现型来推断亲子关系。但需注意的是，法医学上依据血型判断亲子关系时只能是作为一个否定的参考依据，而不能作为一个肯定的判断。

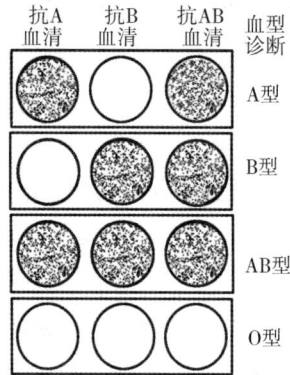

图 3-3　ABO 血型的鉴定

3. ABO 血型的鉴定　测定 ABO 血型的方法是：在玻片上分别滴上含抗 B 的血清、抗 A 的血清和抗 AB 的血清。然后将待测的红细胞悬液滴加在前述血清上，轻轻混匀，观察有无凝集现象（图3-3）。待测血样如果与三份血清都发生凝集反应的则为 AB 型血，如果都不发生凝集反应的则为 O 型血。能与抗 A 和抗 AB 血清发生凝集反应，而不与抗 B 血清发生凝集反应的样品则为 A 型血，反之为 B 型血。

（二）Rh 血型系统

1. Rh 血型的分型与抗原　Rh 凝集原是人类红细胞膜上存在的另一类凝集原。将恒河猴的红细胞重复注射入家兔体内，引起家兔血清中产生抗恒河猴红细胞的抗体，再用含这种抗体的血清与白种人的红细胞混合，发现约有 85% 的白种人的红细胞可被这种血清凝集。表明这些人红细胞膜上具有与恒河猴红细胞同样的抗原，故称为 Rh 阳性血型。另约有 15% 的白种人的红细胞不被这种血清凝集，称为 Rh 阴性血型。这种血型系统就称为 Rh 血型系统。我国汉族人口中约有 99% 以上的人属于 Rh 阳性血型，只有不到 1% 的人属于 Rh 阴性血型。Rh 抗原只存在于红细胞膜上，不存在于其他的组织细胞中。Rh 血型系统比较复杂，现在已经发现 46 个 Rh 抗原，其中 D 抗原的抗原性最强。因此临床上通常将红细胞膜上含有 D 抗原者称为 Rh 阳性，而红细胞上缺乏 D 抗原者称为 Rh 阴性。

2. Rh 血型的特点及其临床意义　Rh 血型系统没有天然的凝集素，这意味着人血清中不存在抗 Rh 的天然抗体，它必须经后天致敏才获得，即 Rh 阴性的人接受 Rh 阳性的血液后，通过体液免疫才产生抗 Rh 抗体。因此，Rh 阴性的受血者第一次输入 Rh 阳性的血液后，机体产生了抗 Rh 抗体，当第二次再输入 Rh 阳性的血液后，就会发生抗原-抗体反应而出现溶血。

有别于 ABO 血型系统的抗体，ABO 血型系统的抗体是 IgM，分子量较大，不易透过胎盘，而抗 Rh 抗体是 IgG，分子较小，可以透过胎盘。当 Rh 阴性的孕妇怀有 Rh 阳性的胎儿时，Rh 阳性胎儿的少量红细胞上的 Rh 抗原可使母体产生免疫性抗体，主要是抗 D 抗体。这种抗体透过胎盘进入胎儿血液，可使胎儿的红细胞发生溶血，造成新生儿溶血，严重时可导致胎儿死亡。但一般只有在分娩时才会出现足量的胎儿血进入母体循环诱发致敏，而且抗 Rh 抗体浓度增加缓慢，需要数月时间。所以 Rh 阴性的孕妇孕育第一胎时，很少发生新生儿溶血，但在第二次妊娠，母体内的抗 Rh 抗体能进入胎儿体内引起新生儿溶血。

三、输血

(一) 输血的原则

1. 同型输血　在准备输血之前首先必须保证供血者和受血者的 ABO 血型相合，对于生育年龄的妇女和需要反复输血的患者来说，还必须使供血者和受血者的 Rh 血型相合，以避免 Rh 血型不合引起的溶血反应。只要条件允许，无论 ABO 还是 Rh 血型都要尽量做到同型输血。

2. 交叉配血　输血时，首先要考虑供血者的红细胞不被受血者的血型抗体凝集，这是问题的主要方面，因为受血者的血浆中有足够的抗体，可将输入的红细胞凝集并破坏；其次还应考虑输入的血型抗体不破坏受血者的红细胞。由于输入的抗体数量有限，由此引起的溶血反应相对较轻。各类血型还存在亚型，血型匹配的情况较复杂，故在输血前必须进行交叉配血试验。交叉配血的方法：把供血者的红细胞与受血者的血清做配合试验，称为主侧试验。把受血者的红细胞与供血者的血清做配合试验，称为次侧试验。如果两侧试验都没有凝集反应，即为配血相合，可以进行输血。如果主侧试验有凝集反应，则不能输血。而只有次侧试验有凝集反应时，可在应急情况下进行输血，但不宜过快，且需密切观察。一旦发生输血反应，应立即停止输血。

(二) 成分输血

尽管输全血依然是国内目前普遍使用的方法，但除了大出血的患者需要输全血之外，许多情况下输血作为一种治疗手段，其目的只是为了补充患者所缺乏的某种血液成分，例如贫血者缺红细胞；血小板减少者缺血小板；低蛋白血症者缺血浆蛋白，血友病患者缺乏特定凝血因子等。给这些不同情况的患者输全血，浪费了血液中的其他成分。有目的地给患者补充某种血液成分的输血方法，称为成分输血。成分输血是今后输血的发展方向，有条件的地方应该积极实施。

（徐明锋）

第四章 | 血液循环

心脏和血管组成机体的循环系统，血液在其中按一定方向流动，周而复始，称为血液循环。在整个生命活动过程中，心脏不停地跳动，推动血液在血管中循环流动，完成体内的物质运输，运输代谢原料和代谢产物，使机体新陈代谢能不断进行；通过血液的运输，体内各内分泌腺分泌的激素，或其他体液因素，能作用于相应的靶细胞，实现机体的体液调节；此外，机体内环境理化特性相对稳定的维持和血液防卫功能的实现，也都有赖于血液的不断循环流动。

第一节 心脏的泵血功能及其调节

一、心脏的泵血功能

心脏活动呈周期性，每个周期中心脏表现出以下三方面活动：①兴奋的产生以及兴奋向整个心脏扩布；②由兴奋触发的心肌收缩和随后的舒张，与瓣膜的启闭相配合，造成心房和心室压力和容积的变化，从而推动血液流动；③伴随瓣膜的启闭，出现心音。心脏泵血作用是由心肌电活动、机械收缩和瓣膜活动三者相联系配合才得以实现。明确每个周期中这三者的变化和相互关系，对于了解心脏如何实现其泵血功能，以及它们将对心脏泵血产生什么影响，都是非常必要的。

（一）心脏泵血过程

心脏的周期性活动中包括心脏内压力、容积、瓣膜启闭、动脉血流等的变化。现以左心室为例（图4-1），说明心室射血和充盈的过程，以便了解心脏泵血的机制。

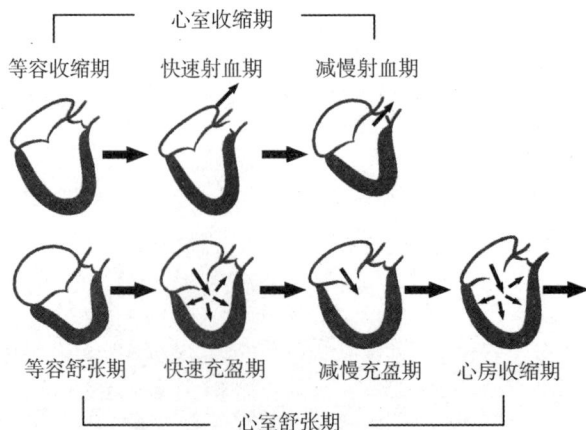

图 4-1 心脏泵血过程示意图

1. 心室的充盈和射血过程

（1）心房收缩期　心房收缩开始前，心脏处于全心舒张期，房室瓣开启，半月瓣关闭，血液从静脉经心房流入心室，使心脏不断充盈。在全心舒张期回流入心室的血液量约占心室充盈量的75%。在全心舒张期之后是心房收缩期，历时0.10s。心房开始收缩，心房内压升高，将心房内剩余的血液继续挤入心室。心房壁较薄，收缩力不强，由心房收缩推动进入心室的血液量通常只占心室充盈总量的25%左右。

（2）心室收缩期

1）等容收缩期　心房收缩结束后，心室开始收缩，室内压迅速升高。当室内压超过房内压时，推动房室瓣关闭，阻止了血液反流入心房。房室瓣的关闭产生第一心音，是心室收缩期开始的标志。由于这时室内压尚低于主动脉压，半月瓣仍处在关闭状态，心室成为一个封闭的腔。由于血液的不可压缩性，尽管心室肌在强烈收缩，室内压急剧升高，但心室的容积保持恒定，所以称为等容收缩期（isovolumic contraction phase）。此期持续约0.05s。

2）射血期　当心室收缩引起的室内压升高超过主动脉压时，血液循压力梯度冲开半月瓣进入主动脉，是为射血期。射血期又可分为以下两期。

①快速射血期　在射血期的前期，由于心室肌的强烈收缩，心室内压继续上升达到峰值，血液迅速由心室流向主动脉，心室容积迅速缩小，称为快速射血期。此期历时约0.10s，射血量约占心室总射血量的2/3。

②减慢射血期　在快速射血后，心室内血液量减少，心室肌收缩减弱，室内压开始下降，而主动脉压因大量血液流入主动脉相应增高，故射血速度减慢。此期历时约0.15s。在快速射血期的中期或稍后，心室内压已略低于主动脉压，但由于心室肌的收缩，心室内血液具有较高的动能，故仍可在惯性作用下逆压力梯度继续进入主动脉。

（3）心室舒张期

1）等容舒张期　心室收缩完毕后开始舒张，室内压下降，当室内压低于主动脉压时，主动脉内血液向心室方向返流，推动半月瓣迅速关闭。半月瓣关闭后，室内压仍高于房内压，房室瓣处在关闭状态，心室再次成为封闭的腔。心室继续舒张引起室内压急剧下降而心室容积不变，称为等容舒张期，历时约0.06s。

2）心室充盈期　随着心室肌的舒张，室内压进一步下降，当室内压低于房内压时，积聚在心房内的血液即冲开房室瓣进入心室，使心室充盈。

①快速充盈期　房室瓣开启初期，房室压力梯度大，再加上心室舒张时的抽吸作用，血液快速流入心室，心室容积迅速增大。该期进入心室的血液量占总充盈量的70%~80%，是心室充盈的主要阶段，称快速充盈期，历时约0.11s。

②减慢充盈期　快速充盈期后，随着心室血液充盈量的增加，心房和心室压力梯度减小，心室充盈速度减慢，心室容积进一步增大，称减慢充盈期，历时约0.22s。

③心房收缩期　在心室舒张的最后0.1s，心房收缩期开始，使心室充盈量进一步增加。

综上所述，推动血液在心房和心室之间以及心室和主动脉之间流动的主要动力是压力梯度。心室肌的舒缩是造成室内压力变化并导致室内压和房内压、主动脉压之间的压力梯度的根本原因。心室肌的收缩造成的室内压上升推动射血，而心室肌的舒张造成的室内压急剧下降所形成的抽吸力是心室快速充盈的主要动力。房室瓣和半月瓣的开启和关闭取决于瓣膜两侧的压力梯度，是一个被动的过程。但瓣膜的活动保证了血液的单向流动和室内压力的急剧变化，有利于心室射血和充盈。如果瓣膜关闭不全，血液将发生反流，等容收缩期和等容舒张期心室内压的大幅度升降也不能实现，心脏的泵血功能将被削弱。

2. 心动周期与心音

（1）心动周期　心房或心室每收缩和舒张一次，构成一个机械活动周期，称为心动周期。心房与心室的心动周期均包括收缩期和舒张期。由于心室在心脏泵血活动中起主要作用。故通常心动周期是指心室的活动周期而言。正常心脏的活动由连续的心动周期组合而成，因此，心动周期可以作为分析心脏机械活动的基本单元。

心动周期持续的时间与心率有关。成年人心率平均每分钟75次，每个心动周期持续0.8s。一个心动周期中，两心房首先收缩，持续0.1s，继而心房舒张，持续0.7s。当心房收缩时，心室处于舒张期，心房进入舒张期后不久，心室开始收缩，持续0.3s，随后进入舒张期，占时0.5s。心室舒张的前0.4s期间，心房也处于舒张期，这一时期称为全心舒张期（图4-2）。可见，一次心动周期中，心房和心室各自按一定的时程进行舒张与收缩相交替的活动，而心房和心室两者的活动又按照一定的次序先后进行，左右两侧心房或两侧心室的活动则几乎是同步的。另一方面，无论心房或心室，其舒张期均长于收缩期。如果心率增快，心动周期持续时间缩短，收缩期和舒张期均相应缩短，但舒张期缩短的比例较大。因此，心率增快时，心肌工作的时间相对延长，休息时间相对缩短，这对心脏的持久活动是不利的。

（2）心音（heart sound）　心动周期中，心肌收缩、瓣膜开闭、血流变速对心血管壁的冲击以及血流的涡流引起振动，所产生的声音称为心音。心音通过周围组织传递到胸壁，用耳朵直接贴附在胸壁上或用听诊器放置在胸壁上均可听到心音。正常心脏搏动产生四个心音，即第一、第二、第三和第四心音。

在多数情况下，用听诊的方法只能听到第一和第二心音。第一心音发生在

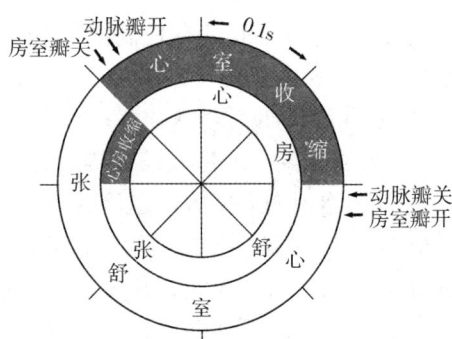

图4-2　心动周期示意图

心缩期，音调低、持续时间相对较长，标志着心室收缩开始。第一心音的产生是由心室肌收缩、房室瓣关闭时血液冲击房室瓣引起的心室壁振动，以及心室射出的血液撞击动脉壁引起的振动等形成的。第一心音的强弱可以反映心室收缩力量的强弱。第二心音发生在舒张早期，音调高，持续时间短，标志着心室舒张开始。第二心音是由于肺动脉瓣和主动脉瓣迅速关闭，血流冲击大动脉根部和心室内壁振动而产生的。心音听诊在判断心脏收缩力量强弱和瓣膜功能方面具有重要价值。此外，听心音还可以判断心率和心脏节律是否正常。

（二）心泵功能的评价

心脏泵功能是正常或是不正常，是增强或减弱，这是医疗实践以及实验研究工作中经常遇到的问题。因此，用什么样的方法和指标来测量和评定心脏功能，在理论和实践上都是十分重要的。

1. 每搏输出量和射血分数 一侧心室在一次搏动中射出的血液量，称为每搏输出量（stroke volume），简称搏出量。搏出量等于心室舒张末期容积与心室收缩末期容积之差。正常成年人在安静状态下左室舒期末期容积为 120～130ml，搏出量为 60～80ml，平均约 70ml。由此可见，每次心脏搏动，心室只射出心室腔内的一部分血液。

搏出量与心室舒张末期容积的百分比称为射血分数（ejection fraction），即射血分数＝搏出量/心室舒张末期容积。射血分数反映心室泵血的效率，正常人在安静状态下，射血分数为 55%～65%。心脏在正常工作范围内活动时，搏出量始终和心室舒张末期容积相适应。当心室舒张末期容积增加时，搏出量也相应增加，射血分数基本不变。在医疗实践中，射血分数比搏出量更有临床意义。例如在心室收缩功能减退而心室腔异常扩大时，其搏出量可能和正常人没有明显差别，但它和已经增大的心室舒张末期容积比例已不正常，射血分数明显下降，说明心室收缩功能明显减弱。

2. 每分输出量与心指数 一侧心室每分钟射出的血液总量，称为每分输出量（minute volume），简称心输出量（cardiac output），等于心率和每搏输出量的乘积。左右两侧心室在整个循环体系中呈串联关系，故输出量基本相等。健康成年男性，静息状态下平均心率为 75 次/分钟，平均搏出量为 70ml（60～80ml），则每分输出量约为 5L/min（4.5～6.0L/min）。

心输出量和机体代谢水平相适应，可因性别、年龄、身材大小和活动情况不同而有差异。女性比同体重男性的心输出量约低 10%，青年人心输出量大于老年人。成年人在剧烈运动时，心输出量可高达 25～35L/min，全身麻醉下可以降低到 2.5L/min。

在对比不同个体的心泵功能时，需要用体表面积对心输出量实测值进行校正，得到单位体表面积的心输出量数值，称为心指数（cardiac index）。心指数也因代谢、年龄等不同而变化。中等身材的成年人体表面积约为 1.6～1.7m^2，安静和空腹情况下心输出量约为 5～6L/min，故心指数为 3.0～3.5L/(min·m^2)。这时的心指数也称为静息心指数，是评定不同个体心功能的常用指标。

3. 心力储备、心脏做功

（1）心力储备 健康成年人静息状态下心输出量为 5L/min 左右，剧烈运动时心输出量可以增加 5～6 倍，达 25～30L/min。说明健康人心脏泵血功能有很大的储备。心输出量随机体代谢需要而增加的能力，称为泵功能储备或心力储备（cardiac reserve）。储备量的大小，可以反映心脏的健康程度。心脏每分钟能够射出的最大血量称最大输出量。有些运动员，心脏的最大输出量可达 35L/min 以上，为静息时的 8 倍，比普通健康人能更好地耐受剧烈运动。而某些心脏病患者出现心功能不全时，静息时心输出量和正常人差别不明显，而在运动时心输出量不能相应增加，出现心悸、气急等症状，说明心力储备降低。因此，心力储备的大小可以反映心脏泵血功能对机体代谢需求的适应能力。心力储备的大小主要取决于每搏输出量和心率能够提高的程度。

心力衰竭患者，由于心肌收缩减弱，搏出量减少，心室做最大射血后心室内余血量增加，心室舒张末期容积增大，收缩期储备和舒张期储备都降低，使心率代偿性增快，在静息状态下已经动用了心率储备。另外，这类患者的心率增快至 120～140 次/分时心输出量就开始下降，更使心率储备降低。反之，运动员心肌纤维粗、收缩力强，射血充分，并有较大的收缩期储备；另一方面运动员在静息状态下的心率低于一般健康人，心肌收缩能力强，心室射血速度和舒张速度都快，心率达 200～220 次/分时心输出量才开始下降，其心率储备也大。

（2）心脏做功　血液在心血管内流动过程中所消耗的能量，是由心脏做功所供给的；换句话说，心脏做功所释放的能量转化为压强能和血流的动能，血液才能循环流动。

心室一次收缩所做的功，称为每搏功，可以用搏出的血液所增加的动能和压强能来表示。心脏射出的血液所具有的动能在整个搏功中所占比例很小，可以略而不计。搏出血液的压强能可用平均动脉压表示，约相当于：舒张压 +（收缩压 - 舒张压）× 1/3。右心室搏出量与左心室相等，但肺动脉平均压仅为主动脉平均压的 1/6 左右，故右心室做功量也只有左心室的 1/6。

用做功量来评定心泵血功能，其意义是显而易见的，因为心脏收缩不仅仅是排出一定量的血液，而且这部分血液具有适用高的压强能（以及很快的流速）。在动脉压增高的情况下，心脏要射出与原先同等量的血液就必须加强收缩；如果此时心肌收缩的强度不变，那么，搏出量将会减少。由此可见，作为评定心泵血功能的指标，心脏做功量要比单纯的心输出量，更为全面。

二、心脏泵血功能的调节

1. 每搏输出量的调节　在心率不变的条件下，搏出量的多少取决于心室肌缩短的程度。后者取决于心肌收缩的力量（动力）和阻碍心肌缩短的力量（阻力）的大小。心肌收缩的力量决定于前负荷的大小和心肌收缩能力的高低；阻碍心肌缩短的力量则决定于后负荷的大小。

（1）前负荷　前负荷（preload）指肌肉收缩前所承载的负荷，它使肌肉在收缩前处于某种程度的拉长状态，具有一定的初长度（initial length）。心室肌收缩前的初长度就是心室舒张末期容积，它反映心室前负荷的大小。由于心室压力的测量比心室容积的测定较为方便和精确，且心室舒张末期容积和压力又有一定的相关性，所以实际工作中常用心室舒张末期压力来反映前负荷。在一定范围内，心室舒张末期容积（压力）越大，初长度越长，随后心肌的收缩力量越强，搏出量和搏功越大。这一现象在 20 世纪初首先由 Starling 在离体心脏实验发现，故被称为 Starling 心定律。

以左心室舒张末期压力为横轴，左室每搏功为纵轴作图，可以得到两者相互关系的曲线，称为心室功能曲线（图 4 - 3）。

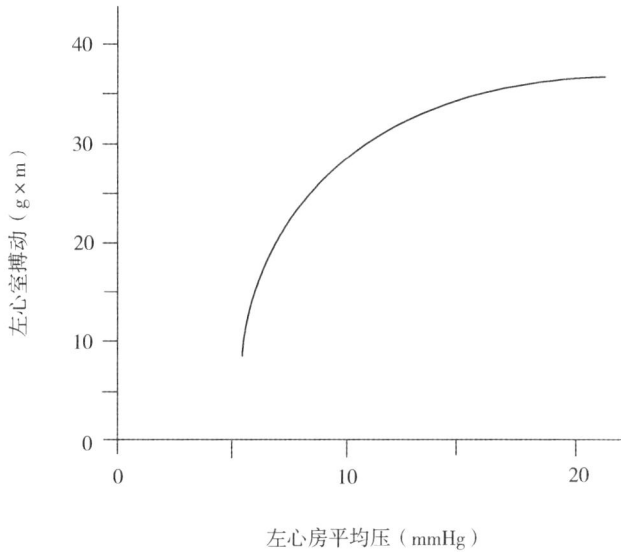

图 4-3 狗左心室功能曲线
注：试验中以左心房平均压代替左心室舒张末压

　　心室功能曲线大致可以分为三段：①充盈压在 12~15mmHg 的范围内，是心室的最适前负荷。一般情况下左心室充盈压为 5~6mmHg，处于心功能曲线左侧的升支段，和最适前负荷还有一段距离。因而，心搏功随充盈压的增加而增加，说明心室肌有较大的初长度储备。这种通过心肌细胞本身初长度的改变而引起心肌收缩强度的变化，称为异长自身调节（heterometric autoregulation）。它保证了心搏出量能随回心血量的增加而增加，使心室舒张末期容积和压力维持在正常范围之内，在左、右心室心输出量保持基本相同中也起着重要的调节作用。②充盈压在 15~20mmHg 的范围内，曲线趋于平坦，说明通过初长度变化调节其收缩功能的作用较小。③充盈压再升高，曲线平坦或轻度下倾，但并不出现降支。只有当心室出现严重的病理变化时，心搏功才会随充盈压进一步增加而下降。

　　异长自身调节的生理意义在于对搏出量进行精细调节，使心室射血量和静脉回心血量相平衡。在静脉回心血量突然增加或减少，或动脉血压突然升高，或左右心室搏出量不匹配等使充盈量发生微小变化时，都可通过异长自身调节改变搏出量，使之和充盈量保持平衡。但对于持久、剧烈的循环功能变化，例如运动时心搏出量的变化，则需要靠神经体液因素来进行调节。

　　（2）后负荷 后负荷（afterload）是肌肉开始收缩时才遇到的负荷或阻力。肌肉收缩时产生的主动张力用于克服后负荷，当张力大小等于后负荷时肌肉开始缩短，张力不再增加。后负荷越大，肌肉必须产生更大的主动张力才能克服这种阻力而开始缩短。对于左心室收缩和射血而言，后负荷就是主动脉压。

　　心室收缩时，在左室内压未超过主动脉压前，心室肌细胞不能缩短，表现为等容收缩，室壁张力增加，室内压急剧上升，当室内压超过主动脉压时，心室肌细胞才能缩短射血。主动脉压越高，即后负荷越大，则心室等容收缩期越长，射血时间推迟并且相应缩短，同时心肌缩短的程度和速度降低，射血速度减慢，搏出量减少。动脉血压降低，则有利于心室射血。因此，心室搏出量和动脉血压成反变关系。

如果动脉血压持续升高，心室肌将因收缩活动长期加强而出现心肌肥厚等病理变化，最后可因失代偿而出现泵血功能减退，导致心力衰竭，搏出量显著降低。这时若给予扩血管药物以降低后负荷，可以提高心输出量。

（3）心肌的收缩能力　前负荷、后负荷是影响心脏泵血功能的外在因素，肌肉内部的功能状态是决定肌肉收缩的内在因素。心肌不依赖于外部负荷而改变其收缩功能（包括强度和速度）的内在特性称为心肌收缩能力（contractility）。当心肌收缩能力增强时，心肌在任一初长度下进行等长收缩时产生的最大张力和张力的上升速率都增加，在一定的后负荷条件下进行等张收缩时缩短的速度增快。在完整心室，心肌收缩能力增强可使心室功能曲线向左上方移位。这表明在同一前负荷或同一舒张末期容积的条件下，等容收缩期的心室内压峰值增高，射血后心室容积缩小的程度增加，同时，室内压的上升速率和射血期容积缩小的速率都增加，使搏出量和搏功都增加，心脏泵血功能明显增强。这种通过改变心肌收缩能力调节心脏泵血功能的机制，称为等长自身调节（homometric autoregulation）。

心肌收缩能力受多种因素影响，凡能影响兴奋 – 收缩耦联过程各个环节的因素都能影响收缩能力，其中活化横桥数目和肌球蛋白头部 ATP 酶的活性是调控收缩能力的主要因素。在一定的初长度条件下，粗细肌丝的重叠程度决定了在此初长度下能结合的横桥连接数，但并非所有连接的横桥都能激活。因此，在同一初长度条件下，心肌可以通过增加活化横桥连接数目来提高心肌的收缩力量。

2. 心率的调节　正常健康成人在安静状态下，心率在 60 ~ 100 次/分之间，有明显的个体差异。不同年龄、性别和不同生理情况下，心率都不同。新生儿的心率较快，可达 130 次/min 以上。随着年龄的增加，心率逐渐减慢。成年人中，女性的心率比男性稍快。经常进行体力劳动和体育锻炼的人，安静时心率较慢。同一个人，安静或睡眠时心率较慢，运动或情绪激动时心率加快。

心输出量是每搏输出量和心率的乘积。在一定范围内，心率增快，心输出量增加。但如果心率过快，超过 170 ~ 180 次/分时，心室充盈时间过短，心室充盈不足，导致搏出量显著下降时，心输出量减少。反之，当心率过慢时，虽然左心室有足够时间来充盈，但充盈量因心室扩张有限而达最大值，搏出量接近上限而每分输出量却减少。

心率受自主神经的控制，交感神经活动增强时，心率增快；迷走神经活动增强时，心率减慢。影响心率的体液因素主要有循环血液中的肾上腺和去甲肾上腺素，以及甲状腺素。此外，心率受体温的影响，体温升高 1℃，心率将增加 12 ~ 18 次。

第二节　心肌生物电的产生、传导与心脏的节律性兴奋

心房和心室不停歇地进行有顺序的、协调的收缩和舒张交替的活动，是心脏实现泵血功能、推动血液循环的必要条件，而细胞膜的兴奋过程则是触发收缩反应的始动因素。组成心脏的心肌细胞并不是同一类型的，根据它们的组织学特点、电生理特性以及功能上的区别，粗略地分为两大类型。一类是普通的心肌细胞，包括心房肌细胞和心室肌细胞，含有丰富的肌原纤维，执行收缩功能，故又称为工作细胞。工作细胞

不能自动地产生节律性兴奋，即不具有自动节律性；但它具有兴奋性，可以在外来刺激作用下产生兴奋；也具有传导兴奋的能力。另一类是一些特殊分化了的心肌细胞，组成心脏的特殊传导系统；其中主要包括窦房结 P 细胞和浦肯野细胞，它们除了具有兴奋性和传导性之外，还具有自动产生节律性兴奋的能力，故称为自律细胞，它们含肌原纤维甚小或完全缺乏，故收缩功能已基本丧失。

一、心肌细胞跨膜电位的形成及特征

心脏各部分心肌细胞的动作电位形态各异（图 4 - 4），幅值和时程不一，它是各部分心肌生理特性不同的电生理基础，保证了心脏的正常起搏、传导以及心房心室协调有序的兴奋、收缩，完成泵血功能。

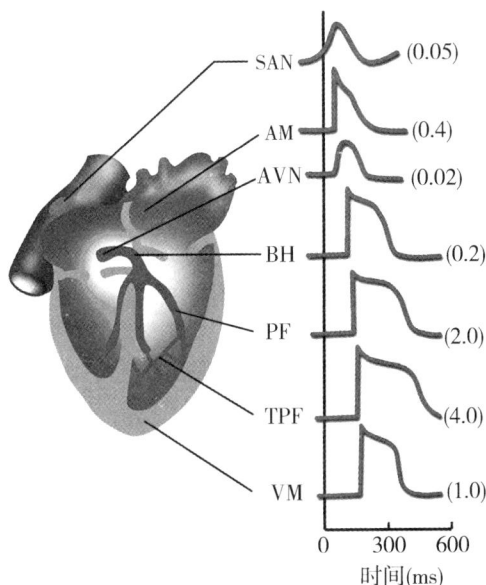

图 4 - 4　心脏各部分心肌细胞的跨膜电位

心肌细胞动作电位的形态不同，说明形成它们的离子流（ionic current）基础不同。按照心肌细胞动作电位的电生理特性，特别是其去极化速率的不同，可以大致分为两类。一类是快反应动作电位（fast response action potential），另一类是慢反应动作电位（slow response action potential）。具有快反应动作电位的心肌细胞有工作心肌和浦肯野细胞（包括房室束、束支），窦房结和房室交界区中的结区细胞动作电位属于慢反应动作电位。

（一）心室肌细胞的跨膜电位及其特征

1. 静息电位　人和哺乳类动物的心房肌细胞和心室肌细胞静息电位为 - 80 ～ - 90mV，其形成原理和骨骼肌、神经纤维的静息电位相似，主要是钾的电 - 化学平衡电位。

2. 动作电位

（1）心室肌细胞动作电位　心室肌细胞的动作电位特征是去极化（0 期）迅速，复极化过程缓慢，分为 1、2、3 期。复极完毕后电位处在静息电位水平（4 期）（图

4 – 5）。

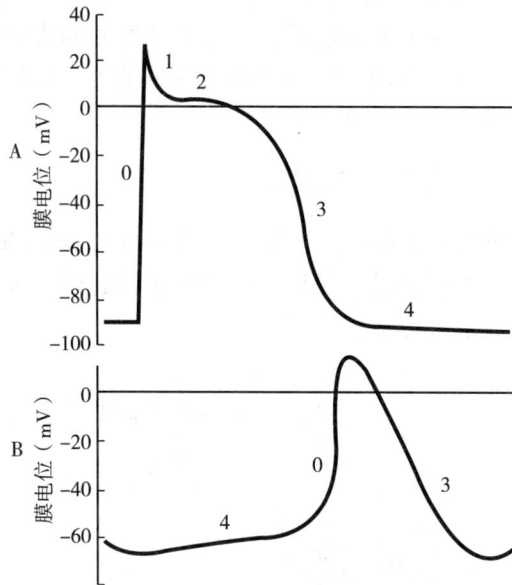

图 4 – 5　心室肌和窦房结 P 细胞动作电位的比较

A. 心室肌细胞动作电位；B. 窦房结 P 细胞动作电位

1）去极化过程（0 期）　心室肌细胞受刺激而发生兴奋，膜内电位由 $-90mV$ 迅速去极化到 $+30mV$，形成动作电位的升支。0 期时间短，约 1ms。去极化速度很快，最大去极化速度达到 $200 \sim 300V/s$。0 期去极化的发生主要是细胞外 Na^+ 的内流。心室肌细胞的动作电位是快反应动作电位，所以心室肌细胞属于快反应细胞。

2）复极化过程　快反应动作电位的复极过程缓慢复杂，可以分为 1、2、3 三个期。

1 期（快速复极初期）：在本期中，膜电位迅速复极。1 期复极由短暂的瞬时性外向电流（I_{to}）所引起，其主要成分是 K^+。

2 期（平台期）：本期复极缓慢，膜电位停滞在 0mV 水平，形成平台，持续约 $100 \sim 150ms$，是心室肌动作电位时程长的主要原因。平台期的形成涉及多种离子流，主要由于 Ca^{2+} 的内流和 K^+ 的外流处于相对平衡状态而形成。

3 期（快速复极末期）：此期内复极过程加速，膜电位由 0mV 水平快速恢复到静息电位 $-90mV$，完成复极化过程，占时 $100 \sim 150ms$。3 期复极加速主要是 Ca^{2+} 内流停止，而 K^+ 外流又进行性增加所致。

3）恢复期（4 期）　在 3 期之末，膜电位虽然恢复到静息电位水平，但在动作电位期间流入细胞的 Na^+、Ca^{2+} 和流出细胞的 K^+ 所造成的细胞内外离子分布变化尚未恢复。在 4 期之初，细胞膜上的钠 – 钾泵和钠 – 钙交换加强运转，排出 Na^+、Ca^{2+} 和摄回 K^+。此外，位于细胞膜上的钙泵也加强运转，将进入细胞内的 Ca^{2+} 泵出细胞。

3. 心肌细胞兴奋性的周期性变化　在心肌细胞兴奋过程中，离子通道发生了激活、失活和复活等一系列变化，相应的细胞的兴奋性也发生一系列周期性变化（图 4 – 6）。以下以心室肌细胞为例进行说明。

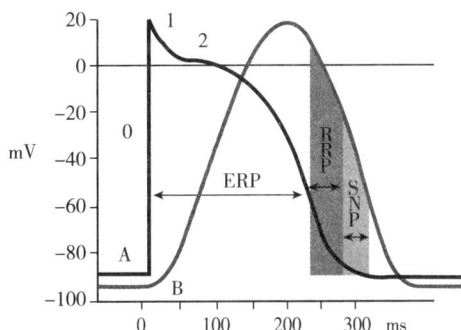

图 4-6　心室肌细胞动作电位、机械收缩与兴奋性变化的关系

A. 心室肌动作电位；B. 机械收缩

（1）有效不应期　从 0 期去极化开始到 3 期复极达 -60mV，无论多强的刺激，心肌细胞都不能再次产生动作电位，称为有效不应期（effective refractory period，ERP）。这是由于在此期间心肌细胞上绝大多数 Na^+ 通道处于失活状态所致。由于心肌细胞的有效不应期长，相当于整个收缩期和舒张早期（图 4-6）。因此心肌不会发生像骨骼肌那样的完全强直收缩，保证心脏的舒张和收缩交替进行，有利于心室的充盈和射血，实现泵血功能。

（2）相对不应期　从复极化 -60mV 到 -80mV 的时间内，若给予阈上刺激可以使心肌细胞产生动作电位，称为相对不应期（relative refractory period，RRP）。出现相对不应期的原因是：此期膜电位绝对值高于有效不应期末时的膜电位，但仍低于静息电位，这时 Na^+ 通道已逐渐复活，但其开放能力尚未恢复正常；故心肌细胞的兴奋性虽比有效不应期时有所恢复，但仍然低于正常，引起兴奋所需的刺激阈值高于正常，而所产生的动作电位（称期前兴奋）0 期的幅度和速度都比正常为小，兴奋的传导也比较慢。

（3）超常期　相当于膜电位 -80mV 到 -90mV 这段时期。由于膜电位接近阈电位，钠通道已大部分恢复到静息状态，稍低于阈强度的阈下刺激就可以引发出动作电位，表明兴奋性高于正常，故称超常期（supernormal period，SNP）。

（二）心脏自律细胞的跨膜电位

心肌组织能够在没有外来刺激的情况下自动产生兴奋性的特性，称为自动节律性，简称自律性。特殊分化的心肌细胞，如窦房结、房室交界区、房室束和浦肯野纤维，它们均具有自律性。在自律细胞，当动作电位 3 期复极末期达到最大复极电位之后，4 期的膜电位并不稳定于这一水平，而是立即开始自动去极，去极化达阈电位后引起兴奋，出现另一个动作电位。这种 4 期自动去极化是自律细胞产生自动节律性兴奋的基础。

1. 浦肯野细胞的跨膜电位　浦肯野细胞是一种快反应自律细胞。作为一种快反应型细胞，它的动作电位的形态与心室肌细胞相似，产生的离子基础也基本相同，但浦肯野细胞具有 4 期自动去极化的现象。浦肯野细胞 4 期自动去极化的离子流基础是：①外向 K^+ 流的逐渐衰减；②内向电流的逐渐增加。外向 K^+ 流主要是指 I_K，它在除极到 -40mV 时激活开放，而在复极到 -40～-50mV 时去激活逐步关闭。浦肯野细胞的主要起搏离子流是一种特殊的内向电流，其通道命名为 I_f 通道。I_f 电流是一种混合离子流，主要成分是 Na^+。

2. 窦房结细胞的跨膜电位及其特征　窦房结含有丰富的自律细胞，动作电位复极后出现明显的 4 期自动除极，但它是一种慢反应自律细胞，其去极相是由于 Ca^{2+} 内流而形成的。其跨膜电位具有许多不同于心室肌快反应细胞和浦肯野快反应自律细胞的特征：①窦房结细胞的最大复极电位（ $-70mV$ ）和阈电位（ $-40mV$ ）均高于浦肯野细胞；②0 期除极结束时，膜内电位为 0mV 左右，不出现明显的极化倒转；③0 期除极速度慢；④没有明显的复极 1 期和平台期；⑤4 期自动除极速度快。

窦房结 P 细胞是心脏的主导起搏点，自律性最高，其自律活动的发生原理涉及多种离子流，既有外向电流的衰减，也有内向电流的增加，从而造成快速的 4 期自动去极化。现对几种主要的离子流进行介绍。

（1）I_k 通道的激活和逐渐增强所造成的 K^+ 外向流，是导致窦房结细胞复极的原因。目前认为，由于 I_k 通道的时间依从性逐渐失活所造成的 K^+ 外流进行性衰减，是窦房结细胞 4 期自动除极的最重要的离子基础。

（2）I_f：I_f 是一种进行性增强的内向离子（主要为 Na^+ ）流，参与 4 期自动去极化过程，在窦房结细胞它对起搏活动所起的作用不如 I_k 衰减。

（3）此外，窦房结细胞 4 期中还存在一种非特异性的缓慢 Ca^{2+} 内向电流，在自动除极过程的后 1/3 期间才起作用。

窦房结是心脏活动的正常起搏点。正常窦房结以规则的节律发出冲动，每分钟 60～100 次。

（三）兴奋在心脏内的传导

1. 心肌的传导性及兴奋在心脏的传导　心肌细胞具有传导兴奋的能力，称为传导性（conductivity）。兴奋的传导依靠局部电流刺激相邻细胞，使后者也发生兴奋。心肌传导性的高低用兴奋的传播速度来衡量。

2. 兴奋在心脏内的传导过程和特点

（1）兴奋通过特殊传导系统的有序传播　正常的节律性兴奋由窦房结产生，传到右、左心房。心房内兴奋除由心房肌本身直接传播外，还以心房肌的"优势传导通路"（preferential pathway），快速将兴奋传播到两侧心房，使两侧心房几乎同时收缩，形成一个功能合胞体（functional syncytium）。优势传导通路同时将兴奋传播到房室交界区，经房室束、左右束支、浦肯野纤维网到心室心内膜下心肌，然后依靠心室肌本身的传导，将兴奋经室壁中层传到心外膜下心肌，引起左右心室的兴奋收缩。由于心室内兴奋传导迅速，所以两侧心室也形成一个功能合胞体。

（2）心脏内兴奋的传导速度　心脏各部分心肌细胞电生理特性不同，细胞间的缝隙连接分布密度和类型不同，使得兴奋在心脏各部分的传导速度不同。心房肌的传导速度约为 0.4m/s，"优势传导通路"约为 1.0～1.2m/s。房室交界区的传导性很低，尤其是中间的结区细胞产生的动作电位是慢反应动作电位，传导速度仅为 0.02m/s，兴奋通过房室交界区耗时约 0.1s，称为房室延搁（atrioventricular delay）。房室延搁的存在具有重要生理意义，它保证心室的收缩发生在心房收缩完毕之后，有利于心室的充盈和射血。兴奋传播通过房室交界区进入房室束、左右束支和浦肯野纤维网后，再传导到左、右心室，引起心室的兴奋。

二、心电图

在正常人体，由窦房结发出的一次兴奋，按一定的途径和进程，依次传向心房和心室，引起整个心脏的兴奋；因此，每一个心动周期中，心脏各部分兴奋过程中出现的电变化传播方向、途径、次序和时间等都有一定的规律。这种生物电变化通过心脏周围的导电组织和体液，反映到身体表面，使身体各部位在每一心动周期中也都发生有规律的电变化。将测量电极放置在人体表面的一定部位记录出来的心脏电变化曲线，就是临床上记录的心电图（electrocardiogram，ECG，图 4-7）。心电图反映心脏兴奋的产生、传导和恢复过程中的生物电变化，而与心脏的机械收缩活动无直接关系。正常心电图由 P 波、QRS 波群和 T 波组成，有时在 T 波之后还有一个小的 U 波。

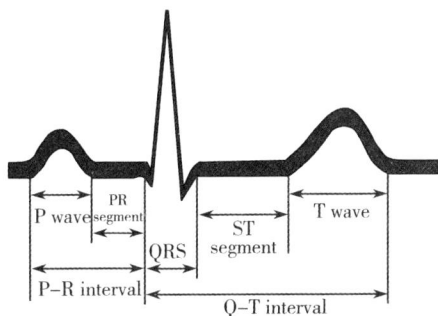

图 4-7 正常人心电模式图

1. P 波 P 波反映左、右心房去极化过程的电变化。

2. P-R 间期 P-R 间期指从 P 波起点到 QRS 波群起点之间的时间。它反映兴奋从心房传到心室所需要的时间。

3. QRS 波群 QRS 波群反映左、右心室按一定顺序的去极化过程。

4. ST 段 ST 段指 QRS 波群终点到 T 波起点之间的线段。正常心电图 ST 段位于近基线的等电位水平，反映心室各部分之间电位差很小。

5. T 波 T 波反映左、右两心室的复极化。

6. Q-T 间期 指从 QRS 波起点到 T 波终点的时间。代表心室开始兴奋去极化至完全复极的时间。

7. U 波 U 波的成因和生理意义尚不十分清楚。

第三节 血 管 生 理

心血管系统包括心脏、动脉、毛细血管和静脉。血液由心脏泵出，流经动脉、毛细血管和静脉，然后返回心房，如此循环往复。

一、各类血管的基本特征

不论体循环或肺循环，由心室射出的血液都流经由动脉、毛细血管和静脉相互串联构成的血管系统，再返回心房。各类血管因其结构特点而具有不同的功能。

1. 弹性贮器血管　指主动脉、肺动脉主干及其发出的最大分支。这些血管的管壁坚厚，富含弹性纤维，有明显的可扩张性和弹性。从功能上称为弹性贮器血管。

2. 分配血管　从弹性贮器血管以后到分支为小动脉前的动脉管道，其功能是将血液输送至各器官组织，故称为分配血管。

3. 阻力血管　小动脉和微动脉的管径小，管壁富含平滑肌，对血流的阻力大，因位于毛细血管之前，称为毛细血管前阻力血管。微静脉因管径小，对血流也产生一定的阻力，因其位于毛细血管之后，又称毛细血管后阻力血管。

4. 交换血管　指真毛细血管。其管壁仅由单层内皮细胞构成，外面有一薄层基膜，故通透性很高，成为血管内血液和血管外组织液进行物质交换的场所。

5. 容量血管　静脉和相应的动脉比较，数量较多，口径较粗，管壁较薄，故其容量较大，而且可扩张性较大。在安静状态下，循环血量的60% ~ 70% 容纳在静脉中。因此，静脉在血管系统中起着血液贮存库的作用，在生理学中将静脉称为容量血管。

6. 短路血管　指一些血管床中小动脉和小静脉之间的直接联系。它们可使小动脉内的血液不经过毛细血管而直接流入小静脉。在手指、足趾、耳廓等处的皮肤中有许多短路血管存在，它们在功能上与体温调节有关。

二、动脉血压的形成及影响因素

血压是指血管内的血液对于单位面积血管壁的侧压力（blood pressure，BP）。通常所说的血压是指动脉血压。

（一）动脉血压的形成

1. 血压的形成　循环系统有足够的血液充盈和心脏射血是形成血压的基本因素。循环系统中血液充盈的程度可用循环系统平均充盈压来表示。在动物实验中，用电刺激造成心室颤动使心脏暂时停止射血，血流也就暂停，因此循环系统中各处的压力很快就取得平衡。此时在循环系统中各处所测得的压力都是相同的，这一压力数值即循环系统平均充盈压。形成血压的另一个基本因素是心脏射血。心室肌收缩时所释放的能量可分为两部分，一部分用于推动血液流动，是血流的动能；另一部分形成对血管壁的侧压，并使血管壁扩张，这部分是势能，即压强能。在心舒期，大动脉发生弹性回缩，又将一部分势能转变为推动血液的动能，使血液在血管中继续向前流动。由于心脏射血是间断性的，因此在心动周期中动脉血压发生周期性的变化。在动脉系统，影响动脉血压的另一个因素是外周阻力。外周阻力（peripheral resistance）主要是指小动脉和微动脉对血流的阻力。假如不存在外周阻力，心室射出的血液将全部流至外周，即心室收缩释放的能量可全部表现为血流的动能，因而对血管壁的侧压不会增加。当血液从主动脉流向外周时，因不断克服血管对血流的阻力而消耗能量，血压也就逐渐降低。

2. 动脉血压的正常值　心室收缩时，主动脉压急剧升高，在收缩期的中期达到最高值。这时的动脉血压值称为收缩压。心室舒张时，主动脉压下降，在心舒末期动脉血压的最低值称为舒张压。收缩压和舒张压的差值称为脉搏压，简称脉压。一个心动周期中每一个瞬间动脉血压的平均值，称为平均动脉压。简略计算，平均动脉压大约等于舒张压加 1/3 脉压。

一般所说的动脉血压是指主动脉压。因为在大动脉中血压降落很小，故通常将在上臂测得的肱动脉压代表主动脉压。我国健康青年人在安静状态时的收缩压为 13.3～16.0kPa（100～120mmHg），舒张压为 8.0～10.6kPa（60～80mmHg），脉搏压为 4.0～5.3kPa（30～40mmHg），平均动脉压在 13.3kPa（100mmHg）左右。

动脉血压除存在个体差异外，还有性别和年龄的差异。一般说来，女性在更年期前动脉血压比同龄男性的低，更年期后动脉血压升高。男性和女性的动脉血压都随年龄的增长而逐渐升高，收缩压的升高比舒张压的升高更为显著。

（二）影响动脉血压的因素

凡是能影响心输出量和外周阻力的各种因素，都能影响动脉血压。循环血量和血管系统容量之间的相互关系，即循环系统内血液充盈的程度，也能影响动脉血压。现将影响动脉血压因素分述如下。

1. 心脏每搏输出量　如果每搏输出量增大，心缩期射入主动脉的血量增多，心缩期中主动脉和大动脉内增加的血量变多，管壁所受的张力也更大，故收缩期动脉血压的升高更加明显。由于动脉血压升高，血流速度、外周阻力和心率的变化不大，则大动脉内增多的血量仍可在心舒期流至外周，到舒张期末，大动脉内存留的血量和每搏输出量增加之前相比，增加并不多。因此，当每搏输出量增加而外周阻力和心率变化不大时，动脉血压的升高主要表现为收缩压的升高，舒张压可能升高不多，故脉压增大。反之，当每搏输出量减少时，则主要使收缩压降低，脉压减小。可见，在一般情况下，收缩压的高低主要反映心脏每搏输出量的多少。

2. 心率　如果心率加快，而每搏输出量和外周阻力都不变，由于心舒期缩短，在心舒期内流至外周的血液就减少，故心舒期末主动脉内存留的血量增多，舒张期血压就升高。由于动脉血压升高可使血流速度加快，因此心缩期内可有较多的血液流至外周，收缩压的升高不如舒张压的升高显著，脉压比心率增加前减小。相反，心率减慢时，舒张压降低的幅度比收缩压降低的幅度大，故脉压增大。

3. 外周阻力　如果心输出量不变而外周阻力加大，则心舒期中血液向外周流动的速度减慢，心舒期末存留在主动脉中的血量增多，故舒张压升高。在心缩期，由于动脉血压升高使血流速度加快，因此收缩压的升高不如舒张压的升高明显，故脉压加大。可见，在一般情况下，舒张压的高低主要反映外周阻力的大小。

外周阻力的改变，主要是由于骨骼肌和腹腔器官阻力血管口径的改变。原发性高血压的发病，主要是由于阻力血管口径变小而造成外周阻力过高。另外，血液黏滞度也影响外周阻力。如果血液黏滞度增高，外周阻力就增大，舒张压就升高。

4. 主动脉和大动脉的弹性贮器作用　由于主动脉和大动脉的弹性贮器作用，动脉血压的波动幅度明显小于心室内压的波动幅度。老年人的动脉管壁硬化，大动脉的弹性贮器作用减弱，故收缩压增高、舒张压降低，脉压增大。

5. 循环血量和血管系统容量的比例　循环血量和血管系统容量相适应，才能使血管系统足够充盈，产生一定的体循环平均充盈压。在正常情况下，循环血量和血管容量是相适应的，血管系统充盈程度的变化不大。失血后，循环血量减少。此时如果血管系统的容量改变不大，则体循环平均充盈压必然降低，使动脉血压降低。在另一些情况下，如果循环血量不变而血管系统容量增大时，也会造成动脉血压下降。

上述对影响动脉血压的各种因素，都是在假设其他因素不变的前提下，分析某一因素发生变化时对动脉血压可能发生的影响。实际上，在各种不同的生理情况下，上述各种影响动脉血压的因素可同时发生改变。因此，在某种生理情况下动脉血压的变化，往往是各种因素相互作用的综合结果。

三、静脉血压和静脉回心血量

（一）静脉血压

体循环的血液经动脉、毛细血管到达微静脉时，血压降低到 $15\sim20$mmHg。进入右心房时，血压最低，接近零。通常将右心房和胸腔内大静脉血压称为中心静脉压（central venous pressure），而将各器官静脉的血压称为外周静脉压（peripheral venous pressure）。中心静脉压数值较低，正常变动范围为 $4\sim12$cmH$_2$O。其高低取决于心脏射血能力和静脉回心血量之间的相互关系。若心脏射血能力强，能及时将回流入心脏的血液射入动脉，中心静脉压就较低。如果心脏射血能力减弱，中心静脉压就升高。另一方面，如果静脉回流速度加快，中心静脉压也会升高。

（二）影响静脉回心血量的因素

单位时间内的静脉回心血量取决于外周静脉压和中心静脉压的差，以及静脉对血流的阻力。因而，凡是能影响外周静脉压、中心静脉压以及静脉阻力的因素，都能够影响静脉回心血量。

1. 体循环平均充盈压　这是反映血管系统充盈程度的指标。实验证明，血管系统内血液充盈程度愈高，静脉回心血量就愈多。当血量增加或者容量血管收缩时，体循环平均充盈压升高，静脉回心血量就增多；反之，静脉回心血量减少。

2. 心脏收缩力　心脏收缩时，将血液射入动脉；舒张时，则将血液抽吸回心脏。心脏收缩力强时心脏射血量增加，心室内剩余血量减少，在心舒期室内压力就较低，因而对心房和静脉内血液的抽吸力量就较大，回心血量较多。反之，则回心血量较少。右心衰竭时，右心室射血能力显著减弱，心舒期右心室内压较高，血液于是淤积在右心房和大静脉内，回心血量显著减少，患者可出现颈静脉怒张、肝充血肿大、下肢浮肿等体征。左心衰竭时，左心房压和肺静脉压升高，于是血液淤积在肺部，造成肺瘀血和肺水肿。

3. 体位改变　因为重力的影响，血管内血液本身的重力作用于血管壁，产生一定的静水压。当体位由卧位变为立位时，身体心脏水平以下部位的静脉充盈扩张，可以比卧位时多容纳大约 500ml 血液，导致静脉血液回流减少、中心静脉压降低、搏出量与心输出量减少，收缩压降低。这些变化会引发机体的神经和体液调节机制，使阻力血管收缩，心率加快，血压很快可以恢复。对于长期卧床的患者，由平卧位突然站立时，可因大量的血液淤滞于下肢，回心血量过少而发生昏厥。

4. 骨骼肌的挤压作用　人体在立位的情况下，如果下肢进行肌肉运动，肌肉收缩时可对肌肉内和肌肉间的静脉产生挤压作用，因而静脉回流加快；同时静脉内的瓣膜使血液只能向心脏方向流动而不能倒流。因此，骨骼肌和静脉瓣膜对静脉回流起着

"泵"的作用,称为"静脉泵"或者"肌肉泵"。当下肢肌肉进行节律性的舒缩活动比如步行时,肌肉泵的作用就能很好地发挥。因为肌肉收缩可将静脉内的血液挤向心脏,而肌肉舒张时,静脉内压力降低,有利于微静脉和毛细血管内的血液流入静脉并使之充盈。肌肉泵的这种作用对于立位时降低下肢静脉压和减少血液在下肢静脉内的潴留有十分重要的意义。

5. 呼吸运动 由于胸膜腔内压为负压,因此胸腔内大静脉的跨壁压较大,经常处于充盈扩张状态。吸气时,胸腔容积加大,胸膜腔负压值进一步增大,使胸腔内的大静脉和右心房更加扩张,压力也进一步降低,这有利于外周静脉内的血液回流至右心房,于是回心血量增加。呼气时,胸膜腔负压减小,由静脉回流入右心房的血量也就相应减少。因此,呼吸运动对静脉回流也起着"泵"的作用。

四、微循环

微循环是指微动脉和微静脉之间的血液循环。血液循环最根本的功能是进行血液和组织液之间的物质交换,这一功能就是在微循环部分实现的。

1. 微循环的组成 典型的微循环由微动脉、后微动脉、毛细血管前括约肌、真毛细血管、通血毛细血管、动 – 静脉吻合支和微静脉等部分组成(图4-8)。身体各个器官、组织的结构和功能不同,微循环的结构也就不同。

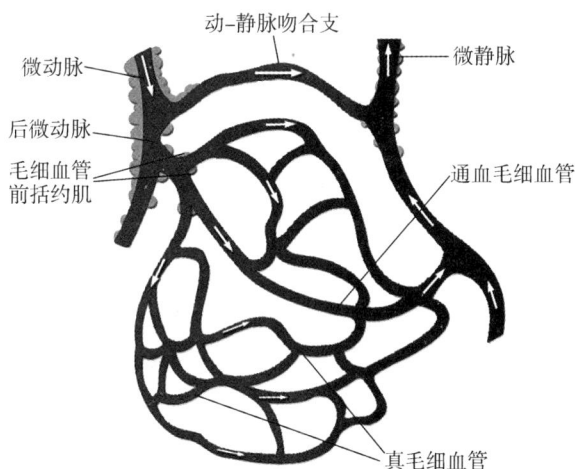

图4-8 微循环结构模式图

微动脉管壁有环行的平滑肌,其舒缩活动可控制微循环的血流量。微动脉分支成为管径更细的动脉,称为后微动脉(metarteriole)。每根后微动脉供血给一根至数根真毛细血管。在真毛细血管起始端通常有1~2个平滑肌细胞,形成环状的毛细血管前括约肌,其收缩状态决定进入真毛细血管的血流量。真毛细血管管壁通透性高,为血管内物质交换的主要场所。毛细血管的血液经微静脉进入静脉,最细的微静脉管径不超过20~30μm,管壁没有平滑肌,属于交换血管。较大的微静脉则有平滑肌,属于毛细血管后阻力血管。微静脉的功能在于其舒缩状态可以影响毛细血管血压,从而影响体液交换和静脉回心血量。微动脉和微静脉之间还可以通过直捷通路（thoroughfare channel）和动－静脉吻合支相互沟通。直捷通路指血液经后微动脉和通血毛细血管进入微静脉的通路，通血毛细血管即为后微动脉的移行，其管壁平滑肌逐渐减少至消失。直捷通路常见于骨骼肌中，它通常处于开放状态，血流速度较快，其功能在于使血液快速、直接地通过微循环而进入静脉。

2. 微循环的血流动力学

（1）毛细血管血压　血液在各级动脉中流动时，由于不断克服阻力，当进入真毛细血管后，血压明显降低。据测量，毛细血管的动脉端血压为 30~40mmHg，毛细血管中段血压为 25mmHg，静脉端为 10~15mmHg。这为组织液在毛细血管处的生成和回流提供了动力。

（2）毛细血管血流和血流阻力　微循环中的血流一般为层流，其血流量与微动静脉血压差成正比，与微循环中总血流阻力成反比。由于微动脉占总血流阻力的比例较大，因此微动脉的阻力在控制微循环血流量方面起主要作用。

（3）毛细血管运动　通常情况下，流过毛细血管的血液是不连续的。因为后微动脉和毛细血管前括约肌不断发生每分钟 5~10 次的交替性、间歇性的收缩和舒张活动，称为血管舒缩活动（vasomotion），它控制毛细血管的开放和关闭。当其收缩时，毛细血管关闭，导致毛细血管周围组织代谢产物积聚、氧分压降低。而积聚的代谢产物和低氧状态，尤其是后者可以导致局部的后微动脉和毛细血管前括约肌舒张，于是毛细血管开放，局部组织积聚的代谢产物被血流清除。随后后微动脉和毛细血管前括约肌又收缩，使毛细血管关闭。可见，舒缩活动主要与局部组织的代谢活动有关。安静状态下，骨骼肌组织同一时间内只有 20%~35% 的毛细血管处于开放状态。而组织代谢活动增强时，更多的毛细血管开放，使血液和组织、细胞之间发生交换的面积增大，交换的距离缩短，从而满足组织的代谢需求。

3. 微循环的功能　微循环的基本功能就是进行物质交换。组织、细胞与血液间的物质交换是通过组织液作为中介进行的。组织液是组织、细胞直接所处的环境。组织、细胞通过细胞膜与组织液发生物质交换，而组织液和血液之间则通过毛细血管壁进行物质交换。

五、组织液的生成

组织、细胞之间的空隙称为组织间隙，其内液体称为组织液。组织液绝大部分呈胶冻状，不能自由流动，因而不会因重力作用而流到身体的低垂部分。

1. 组织液的生成　组织液是血浆滤过毛细血管壁而生成的，同时组织液也可被毛细血管重吸收。滤过和重吸收取决于四种因素：毛细血管血压、组织液静水压、血浆胶体渗透压和组织液胶体渗透压。其中，毛细血管压和组织液胶体渗透压是促使液体由毛细血管内向外滤过的力量，而组织液静水压和血浆胶体渗透压则是将液体由毛细血管外向内重吸收的力量（图 4－9）。

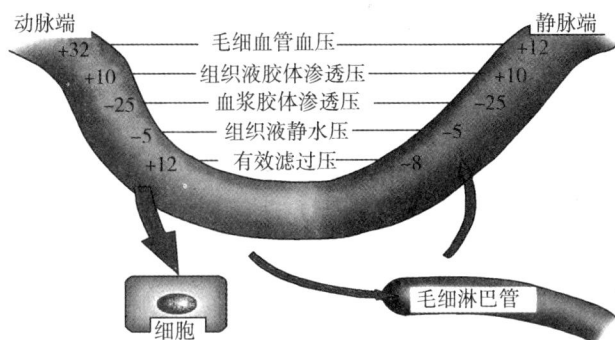

图4-9 组织液生成与回流示意图

滤过的力量和重吸收的力量之差，称为有效滤过压（effective filtration pressure）。可用下式表示：有效滤过压 =（毛细血管血压 + 组织液胶体渗透压）-（组织液静水压 + 血浆胶体渗透压）。如有效滤过压为正值，则液体滤出毛细血管；如为负值，则发生重吸收。总的来说，流经毛细血管的血浆，有0.5%~2%在动脉端以滤出的方式进入组织间隙，约有90%在静脉端被重吸收，其余约10%（包括滤过的白蛋白分子）进入毛细淋巴管，形成淋巴液。

2. 影响组织液生成的因素 正常情况下，血浆滤过和重吸收之间保持动态平衡，故血量和组织液量能保持相对稳定。如果组织液生成过多或者重吸收减少，组织间隙就有过多的液体潴留，形成组织水肿。上述的四种因素以及滤过系数都可以影响组织液量。如静脉回流受阻时，毛细血管压增高，组织液生成增多；如毛细血管通透性增高，部分血浆蛋白质外漏，组织液胶体渗透压随之升高，组织液生成也会增多，从而引起水肿。

第四节 心血管活动的调节

人体在不同的生理状况下，各器官组织的代谢水平不同，对血流量的需要也不同。机体的神经和体液机制可对心脏和各部分血管的活动进行调节，从而适应各器官组织在不同情况下对血流量的需要，协调地进行各器官之间的血流分配。

一、神经调节

（一）心脏和血管的神经支配

1. 心脏的神经支配 支配心脏的传出神经为心交感神经和心迷走神经。

（1）交感神经及其作用 心交感神经的节前神经元位于脊髓第1~5胸段的中间外侧柱，心交感节后神经元位于星状神经节或颈交感神经节内。节后神经元的轴突组成心脏神经丛，支配心脏各个部分，包括窦房结、房室交界、房室束、心房肌和心室肌。在动物实验中看到，两侧心交感神经对心脏的支配有所差别。在功能上，右侧心交感神经兴奋时以引起心率加快的效应为主，而左侧心交感神经兴奋则以加强心肌收缩能力的效应为主。

心交感节后神经元末梢释放的递质为去甲肾上腺素，与心肌细胞膜上的 β 型肾上腺素能受体结合，可导致心率加快，房室交界的传导加快，心房肌和心室肌的收缩能力加强。这些效应分别称为正性变时作用、正性变传导作用和正性变力作用。

（2）心迷走神经及其作用　心迷走神经的节前和节后神经元都是胆碱能神经元。心迷走神经的节前神经元位于延髓的迷走神经背核和疑核。节后神经纤维支配窦房结、心房肌、房室交界、房室束及其分支。两侧心迷走神经对心脏的支配也有差别，但不如两侧心交感神经支配的差别显著。右侧迷走神经对窦房结的影响占优势；左侧迷走神经对房室交界的作用占优势。

心迷走神经节后纤维末梢释放的乙酰胆碱作用于心肌细胞膜的 M 型胆碱能受体，可导致心率减慢，心房肌收缩能力减弱，房室传导速度减慢，即具有负性变时、变力和变传导作用。

一般说来，心迷走神经和心交感神经对心脏的作用是相对抗的。但是当两者同时对心脏发生作用时，其总的效应并不等于两者分别作用时发生效应的代数和。在多数情况下，心迷走神经的作用比交感神经的作用占有较大的优势。

2. 血管的神经支配　支配血管平滑肌的神经纤维可分为缩血管神经纤维和舒血管神经纤维两大类，两者又统称为血管运动神经纤维。

（1）缩血管神经纤维　缩血管神经纤维都是交感神经纤维，故一般称为交感缩血管纤维，其节前神经元位于脊髓胸、腰段的中间外侧柱内，末梢释放的递质为乙酰胆碱。节后神经元位于椎旁和椎前神经节内，末梢释放的递质为去甲肾上腺素。血管平滑肌细胞有 α 和 β 两类肾上腺素能受体。去甲肾上腺素与 α 肾上腺素能受体结合，可导致血管平滑肌收缩；与 β 肾上腺素能受体结合，则导致血管平滑肌舒张。去甲肾上腺素与 α 肾上腺素能受体结合的能力较与 β 受体结合的能力强，故缩血管纤维兴奋时引起缩血管效应。

体内几乎所有的血管都受交感缩血管纤维支配，但不同部位的血管中缩血管纤维分布的密度不同。人体内多数血管只接受交感缩血管纤维的单一神经支配。当支配某一器官血管床的交感缩血管纤维兴奋时，可引起该器官血管收缩，血管阻力增加，器官内的血流量减少。

（2）舒血管神经纤维　体内有一部分血管除接受缩血管纤维支配外，还接受舒血管神经纤维支配。舒血管神经纤维主要有交感舒血管神经纤维和副交感舒血管神经纤维。

（二）心血管中枢

神经系统对心血管活动的调节是通过各种神经反射来实现的。在生理学中将与控制心血管活动有关的神经元集中的部位称为心血管中枢。控制心血管活动的神经元并不是只集中在中枢神经系统的一个部位，而是分布在中枢神经系统从脊髓到大脑皮层的各个水平上，它们各具不同的功能，又互相密切联系，使整个心血管系统的活动协调一致，并与整个机体的活动相适应。

1. 延髓心血管中枢　一般认为，最基本的心血管中枢位于延髓。延髓心血管中枢的神经元是指位于延髓内的心迷走神经元和控制心交感神经和交感缩血管神经活动的神经元。这些神经元在平时都有紧张性活动，分别称为心迷走紧张、心交感紧张和交感缩血管紧张。在机体处于安静状态时，这些延髓神经元的紧张性活动表现为心迷走神经纤维和交感神经纤维持续的低频放电活动。

2. 延髓以上的心血管中枢 在延髓以上的脑干部分以及大脑和小脑中，也都存在与心血管活动有关的神经元。它们在心血管活动调节中所起的作用较延髓心血管中枢更加高级，特别是表现为对心血管活动和机体其他功能之间的复杂整合。例如下丘脑是一个非常重要的整合部位，在体温调节、摄食、水平衡以及发怒、恐惧等情绪反应的整合中，都起着重要的作用。这些反应都包含有相应的心血管活动的变化。

（三）心血管反射

当机体处于不同的生理状态如姿势变换、运动、睡眠时，或当机体内、外环境发生变化时，可引起各种心血管反射，使心输出量和各器官的血流量发生相应的改变，动脉血压也可发生变动。心血管反射的生理意义在于维持机体内环境稳态，以及使循环功能适应于当时机体所处的状态或环境的变化。

1. 颈动脉窦和主动脉弓压力感受性反射 当动脉血压升高时，可引起压力感受性反射，其反射效应是使心率减慢，外周血管阻力降低，血压回降。压力感受性反射的感受装置是位于颈动脉窦和主动脉弓血管外膜下的感觉神经末梢，称为动脉压力感受器（图4-10）。动脉压力感受器并不是直接感觉血压的变化，而是感觉血管壁的机械牵张程度。

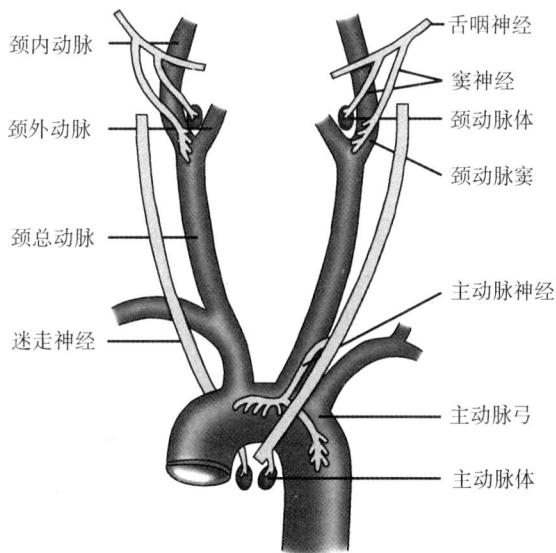

图4-10 压力感受器和化学感受器示意图

动脉窦压力感受器的传入神经纤维组成颈动脉窦神经。窦神经加入舌咽神经，进入延髓，和孤束核的神经元发生突触联系。主动脉弓压力感受器的传入神经纤维行走于迷走神经干内，然后进入延髓，到达孤束核。动脉血压升高时，压力感受器传入冲动增多，通过中枢机制，使心迷走紧张加强，心交感紧张和交感缩血管紧张减弱，其效应为心率减慢，心输出量减少，外周血管阻力降低，故动脉血压下降。反之，当动脉血压降低时，压力感受器传入冲动减少，使迷走紧张减弱，交感紧张加强，于是心率加快，心输出量增加，外周血管阻力增高，血压回升。压力感受性反射在心输出量、外周血管阻力、血量等发生突然变化的情况下，对动脉血压进行快速调节的过程中起重要的作用，使动血压不致发生过大的波动。

2. 心肺感受器引起的心血管反射　在心房、心室和肺循环大血管壁存在许多感受器，总称为心肺感受器，其传入神经纤维行走于迷走神经干内。引起心肺感受器兴奋的适宜刺激有两大类。一类是血管壁的机械牵张。当心房、心室或肺循环大血管中压力升高或血容量增多而使心脏或血管壁受到牵张时，这些机械或压力感受器就发生兴奋。在生理情况下，心房壁的牵张主要是由血容量增多而引起的，因此心房壁的牵张感受器也称为容量感受器。另一类心肺感受器的适宜刺激是一些化学物质，如前列腺素、缓激肽等。有些药物如藜芦碱等也能刺激心肺感受器。大多数心肺感受器受刺激时引起的反射效应是交感紧张降低，心迷走紧张加强，导致心率减慢，心输出量减少，外周血管阻力降低，故血压下降。心肺感受器的传入冲动还可抑制血管升压素的释放。血管升压素的减少导致肾排水增多。

二、体液调节

心血管活动的体液调节是指血液和组织液中一些化学物质对心肌和血管平滑肌的活动发生影响，从而起调节作用。这些体液因素中，有些是通过血液携带的，可广泛作用于心血管系统；有些则在组织中形成，主要作用于局部的血管，对局部组织的血流起调节作用。

1. 肾上腺素、去甲肾上腺素　肾上腺素和去甲肾上腺素在化学结构上都属于儿茶酚胺。循环血液中的肾上腺素和去甲肾上腺素主要来自肾上腺髓质的分泌。肾上腺素能神经末梢释放的递质去甲肾上腺素也有一小部分进入血液循环。肾上腺髓质释放的儿茶酚胺中，肾上腺素约占80%，去甲肾上腺素约占20%。

血液中的肾上腺素和去甲肾上腺素对心脏和血管的作用有许多共同点，但并不完全相同，因为两者对不同的肾上腺素能受体的结合能力不同。肾上腺素可与 α 和 β 两类肾上腺素能受体结合。在心脏，肾上腺素与 β 肾上腺素能受体结合，产生正性变时和变力作用，使心输出量增加。在血管，肾上腺素的作用取决于血管平滑肌上 α 和 β 肾上腺素能受体分布的情况。去甲肾上腺素主要与 α 肾上腺素能受体结合，也可与心肌的 β_1 肾上腺素能受体结合，但和血管平滑肌的 β_2 肾上腺素能受体结合的能力较弱。静脉注射去甲肾上腺素，可使全身血管广泛收缩，动脉血压升高；血压升高又使压力感受性反射活动加强，压力感受性反射对心脏的效应超过去甲肾上腺素对心脏的直接效应，故心率减慢。

2. 肾素－血管紧张素－醛固酮系统　肾素是由肾近球细胞合成和分泌的一种酸性蛋白酶，经肾静脉进入血循环。血浆中的肾素底物，即血管紧张素原，在肾素的作用下水解，产生血管紧张素Ⅰ。血管紧张素Ⅰ在血管紧张素转换酶的作用下水解，产生血管紧张素Ⅱ。血管紧张素Ⅱ在血浆和组织中的血管紧张素酶A的作用下，成为血管紧张素Ⅲ。血管紧张素Ⅱ和血管紧张素Ⅲ作用于血管平滑肌和肾上腺皮质等细胞的血管紧张素受体，引起相应的生理效应。

当各种原因引起肾血流灌注减少时，肾素分泌就会增多。血浆中 Na^+ 浓度降低时，肾素分泌也增加，引起血管紧张素生成增加。血管紧张素Ⅱ具有收缩血管作用。血管紧张素Ⅱ还可强烈刺激肾上腺皮质球状带细胞合成和释放醛固酮，后者可促进肾小管对Na^+的重吸收，并使细胞外液量增加。在某些病理情况下，如失血时，肾素－血管紧张素－醛固酮系统的活动加强，并对循环功能的调节起重要作用。

三、自身调节

实验证明，如果将支配血管的外部神经、体液因素都去除，则在一定的血压变动范围内，器官、组织的血流量仍能通过局部血管自身的舒张、收缩活动维持相对恒定。由于这种调节机制存在于器官组织或血管本身，故称为自身调节。自身调节的生理意义在于使器官血流量与局部组织的代谢需要相适应，不致因器官灌注压升高时灌注的血液未能充分利用，又不致因灌注压降低时组织细胞灌注不足。自身调节对于心脏、脑及肾脏显得更为重要。因为心、脑对缺血或低氧特别敏感，而肾脏的功能是滤过血液。

四、动脉血压的长期调节

在动脉血压的长期调节中起重要作用的是肾。具体地说，肾通过对体内细胞外液量的调节而对动脉血压起调节作用。有人将这种机制称为肾－体液控制系统。此系统的活动过程如下：当体内细胞外液量增多时，血量增多，血量和循环系统容量之间的相对关系发生改变，使动脉血压升高；而当动脉血压升高时，能直接导致肾排水和排钠增加，将过多的体液排出体外，从而使血压恢复到正常水平。体内细胞外液量减少时，发生相反的过程，即肾排水和排钠减少，使体液量和动脉血压恢复。总之，血压的调节是复杂的过程，有许多机制参与。每一种机制都在一个方面发挥调节作用，但不能完成全部的、复杂的调节。神经调节一般是快速的、短期的调节，主要是通过对阻力血管口径及心脏活动的调节来实现的；而长期调节则主要是通过肾对细胞外液量的调节实现的。

（吴洪福）

生物机体在新陈代谢过程中需不断从外界环境中摄取 O_2，排出 CO_2。这种机体与外界环境之间的气体交换过程，称为呼吸（respiration）。正常成年人在安静状态下每分钟大约要消耗 250ml 的 O_2，同时产生大约 200ml 的 CO_2。机体 O_2 最大储存量为1000ml左右，因此，呼吸停止几分钟即可导致机体严重缺氧。呼吸停止的另一后果是 CO_2 在体内的积聚。由于 CO_2 与 H_2O 生成 H_2CO_3，因此，呼吸停止还导致严重的酸中毒。可见呼吸是维持生命活动的基本生理过程之一，一旦呼吸停止，生命也将终止。

人和高等动物的呼吸全过程包括三个相互联系的环节（图5-1）：①外呼吸，包括肺通气和肺换气两个过程。前者是指外界空气与肺泡之间的气体交换过程，后者是指肺泡与肺毛细血管血液之间的气体交换过程。②气体在血液中的运输。③内呼吸，即组织换气，指组织毛细血管内血液与组织、细胞之间的气体交换，有时也将细胞内的氧化过程包括在内。呼吸的四个环节相互衔接并同时进行。

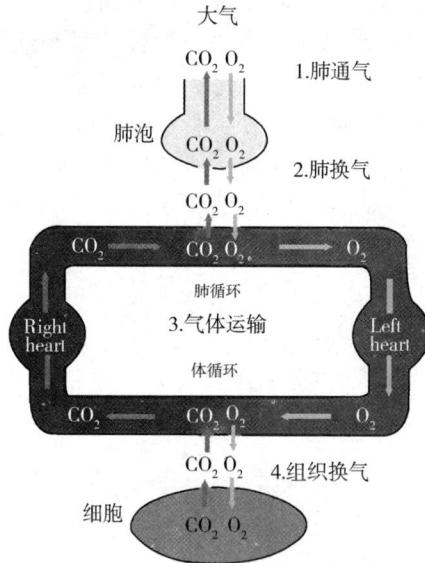

图 5-1 呼吸全过程示意图

第一节 肺 通 气

肺通气（pulmonary ventilation）是指肺与外界环境之间的气体交换过程。实现肺通气的结构包括呼吸道、肺泡、胸廓、呼吸肌等。呼吸道是沟通肺泡与外界的通道；肺泡是肺泡气与血液气进行交换的主要场所；肺贴附于胸廓内，两者之间有密闭的胸膜腔。附着于胸廓的呼吸肌通过收缩及舒张活动改变胸廓容积，为肺通气提供动力。

一、肺通气的动力

（一）呼吸运动是肺通气的原动力

气体进出肺是由大气和肺泡气之间存在着压力差的缘故。在一定的海拔高度，大气压是相对恒定的，因此，在自然呼吸条件下，若以大气压为0，此压力差即为肺泡内的压力，即肺内压（intrapulmonary pressure）决定的。肺内压的变化产生于肺的扩张和缩小所引起的肺容积的变化，可是肺本身不具有主动扩张和缩小的能力。肺的扩张和缩小是由胸廓的扩大和缩小所引起，而胸廓的扩大和缩小又是由呼吸肌的收缩和舒张所引起。以平静呼吸为例，当吸气肌收缩时，胸廓扩大，肺随之扩张，肺容积增大，肺内压暂时下降并低于大气压，空气就顺此压力差而进入肺，造成吸气（inspiration）。反之，当吸气肌舒张和（或）呼气肌收缩时，胸廓缩小，肺也随之缩小，肺容积减小，肺内压暂时升高并高于大气压，肺内气体便顺此压力差流出肺，造成呼气（expiration）。呼吸肌收缩和舒张所造成的胸廓的节律性扩大和缩小，称为呼吸运动。呼吸运动是肺通气的原动力。

引起呼吸运动的肌肉为呼吸肌。使胸廓扩大产生吸气动作的肌肉为吸气肌，主要有膈肌和肋间外肌；使胸廓缩小产生呼气动作的是呼气肌，主要有肋间内肌和腹肌。此外，还有一些辅助呼吸肌，如斜角肌、胸锁乳突肌和胸背部的其他肌肉等，这些肌肉只在用力呼吸时才参与呼吸运动。

1. 吸气运动 只有在吸气肌收缩时，才会发生吸气运动，所以吸气总是主动过程。膈肌位于胸腔和腹腔之间，构成胸腔的底。膈肌的周边为骨骼肌，受膈神经支配；中心部分为肌腱，向胸腔方向隆起，形似钟罩。膈肌收缩时横膈中心部分被拉紧，向腹腔方向移动，增大了胸廓的上下径，使胸廓容积增大（图5-2）。膈肌舒张时向上移动，恢复至收缩前的位置。平静呼吸时因膈肌收缩而增加的胸廓容积相当于总吸入气量的4/5，所以膈肌是最重要的吸气肌。膈肌收缩而向下移动时腹腔内压力增大，腹壁向外突出。膈肌舒张时腹壁回位。因此膈肌舒缩引起的呼吸运动伴以腹壁的起伏，这种形式的呼吸运动又称为腹式呼吸（abdominal breathing）。

肋间外肌的肌纤维起自上一肋骨的近脊椎端的下缘，斜向前下方走行，止于下一肋骨近胸骨端的上缘。由于脊椎的位置是固定的，而胸骨可以上下移动，所以当肋间外肌收缩时，肋骨和胸骨向上提，肋骨下缘向外侧偏转，从而增大了胸腔的前后径和左右径，产生吸气。在平静呼吸中肋间外肌所起的作用较膈肌为小。由肋间外肌舒缩使肋骨和胸骨运动所产生的呼吸运动，称为胸式呼吸（thoracic breathing）。

腹式呼吸和胸式呼吸常同时存在，其中某种形式可占优势，如成年人的呼吸运动呈腹式和胸式混合式呼吸，而婴幼儿的肋骨倾斜度小，位置趋于水平，主要呈腹式呼吸。只有在胸部或腹部活动受到限制时，才可能单独出现某一种形式的呼吸。

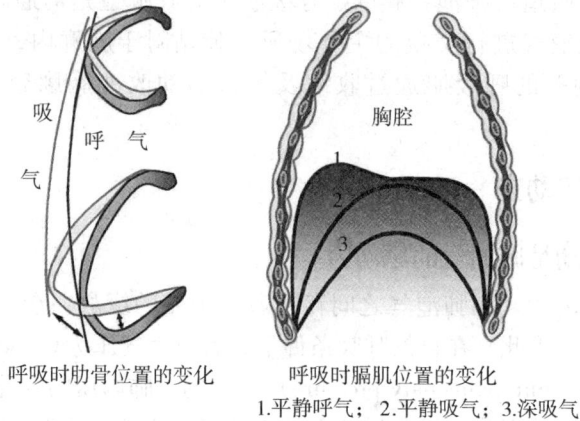

呼吸时肋骨位置的变化　　呼吸时膈肌位置的变化
1.平静呼吸；2.平静吸气；3.深吸气

图5－2　呼吸时肋骨和膈肌位置的变化示意图

2. 呼气运动　平静呼气时，呼气肌基本上没有收缩活动，因此呼气是被动的。吸气结束后膈肌、肋间外肌等吸气肌舒张，胸廓和肺依靠自身的弹性回缩力回位，产生呼气。用力呼吸时，除了膈肌、肋间外肌等吸气肌舒张外，还有肋间内肌等呼气肌收缩，以加速、加强胸廓的缩小，促进呼气，使呼气也有了主动的成分。肋间内肌走行方向与肋间外肌相反，收缩时使肋骨和胸骨下移，肋骨还向内侧旋转，使胸腔前后、左右缩小，产生呼气。腹壁肌的收缩，一方面压迫腹腔器官，推动膈上移，另一方面也牵拉下部的肋骨向下向内移位，两者都使胸腔容积缩小，协助产生呼气。

3. 平静呼吸和用力呼吸　安静状态下的呼吸称为平静呼吸。其特点是呼吸运动平稳而均匀，呼吸频率每分钟 12～18 次，吸气是主动的，呼气是被动的。机体运动时，或吸入气中的二氧化碳含量增加或氧含量减少时，呼吸运动将加深加快，称为深呼吸或用力呼吸。这时不仅吸气肌收缩加强，而且呼气肌也主动参与收缩。在缺氧、二氧化碳增多或肺通气阻力增大较严重的情况下，会出现呼吸困难，不仅呼吸运动显著加深，而且出现鼻翼扇动等，同时主观上有胸部困压感。

（二）肺内压与大气压之间的压力差是肺通气的直接动力

肺内压是指肺泡内的压力。在呼吸暂停、声带开放、呼吸道畅通时，肺内压与大气压相等，压力差为零（压力差 = 肺内压 - 大气压），无气体流动。在吸气过程中吸气肌收缩，胸廓扩张，肺随之扩张，于是肺容积增加，肺内压下降至低于大气压水平（若以大气压为 0，则肺内压为负值）。空气在压力差的推动下经呼吸道流入肺泡。随着肺内气体逐渐增加，肺内压也逐渐升高，至吸气末，肺容积不再增加，肺内压与大气压之间达到新的平衡，压力差为零，无气体流动。呼气过程中胸廓和肺回缩，肺容积缩小，肺内压上升至高于大气压，压力差为正，这时肺内气体在压力差的推动下经呼吸道流出肺外。随着肺内气体的减少，肺内压也逐渐降低，至呼气末，肺内压又降到与大气压相等，气流亦随之停止（图5－3）。

由此可见，在呼吸过程中正是由于肺内压的周期性交替升降，造成肺内压和大气压之间的压力差，这一压力差成为推动气体进出肺的直接动力。一旦呼吸停止，便可根据这一原理，用人为的方法造成肺内压和大气压之间的压力差来维持肺通气，这就是人工呼吸。人工呼吸可以分为正压法和负压法两类。施以正压引起吸气的人工呼吸是正压人工呼吸，如口对口的人工呼吸；施以负压引起吸气的人工呼吸是负压人工呼吸，如节律性地举臂压背或挤压胸廓法。采用不同类型的人工呼吸机可实施正压或负压人工呼吸。但在实施人工呼吸时，首先要保持呼吸道畅通，否则对肺通气而言，操作将是无效的。

（三）胸膜腔内负压

在呼吸运动过程中肺随胸廓的运动而运动。肺为何能随胸廓而运动呢？这是因为在肺和胸廓之间存在一潜在的密闭的胸膜腔和肺本身有可扩张性的缘故。胸膜有两层，即紧贴于肺表面的脏层和紧贴于胸廓内壁的壁层。两层胸膜形成一个密闭的潜在的腔隙，为胸膜腔（图5-3）。胸膜腔内有少量浆液，起两方面作用：一是在两层胸膜之间起润滑作用，减小呼吸运动过程中两层胸膜的摩擦力；二是浆液分子的内聚力使两层胸膜贴附在一起，不易分开，使肺可以随胸廓的运动而运动。因此，胸膜腔的密闭性和两层胸膜间浆液分子的内聚力有重要的生理意义。如果胸壁或肺破裂，胸膜腔与大气相通，空气立即会进入胸膜腔而形成气胸。气胸时，两层胸膜彼此分开，肺将因其本身的回缩力而塌陷，将无法随胸廓运动而节律性扩张和缩小。

胸膜腔内的压力称为胸膜腔内压，可用两种方法测定。一种是直接法，将与检压计相连接的注射针头斜刺入胸膜腔内，检压计的液面即可直接指示胸膜腔内的压力（图5-3）。直接法的缺点是有刺破胸膜脏层和肺的危险。另一种是间接法，让受试者吞下带有薄壁气囊的导管至下胸部的食管，由测量呼吸过程中食管内压变化来间接反映胸膜腔内压变化。因为食管在胸内介于肺和胸壁之间，食管壁薄而软，在呼吸过程中食管内压与胸膜腔内压的变化值基本一致。测量表明胸膜腔内压比大气压低，为负压。平静呼气末胸膜腔内压为$-5 \sim -3$mmHg，吸气末为$-10 \sim -5$mmHg。

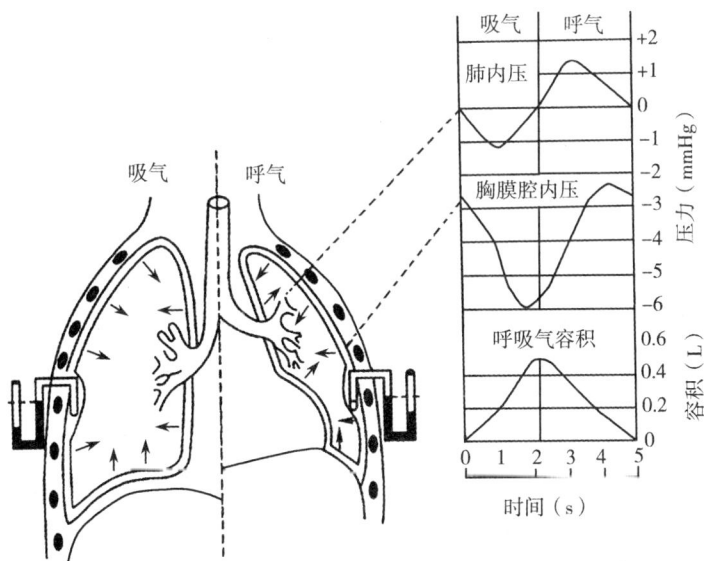

图5-3 吸气和呼气时肺内压、胸膜腔内压和呼吸气容积的变化

胸膜腔内压为何是负压？可从作用于胸膜腔的力来分析。有两种力通过胸膜脏层作用于胸膜腔：一是肺内压，使肺泡扩张；一是肺的弹性回缩力，使肺泡缩小。因此，胸膜腔内的压力实际上是这两种方向相反的力的代数和，即：

$$胸膜腔内压 = 肺内压 - 肺弹性回缩力$$

在吸气末和呼气末，肺内压等于大气压，因而

$$胸膜腔内压 = 大气压 - 肺弹性回缩力$$

若以大气压为 0，则

$$胸膜腔内压 = -肺弹性回缩力$$

可见，胸膜腔负压是由肺的弹性回缩力造成的。而且，在人的生长发育过程中，胸廓发育速度比肺快，使肺的自然容积小于胸廓的自然容积。由于两层胸膜紧贴在一起，在新生儿第一次呼吸时，肺就被牵引而始终处于扩张状态。在呼吸过程中，肺始终处于被扩张状态而趋于回缩。因此，平静呼吸时，胸膜腔内压始终是负值：吸气时，肺扩张，肺的弹性回缩力增大，胸膜腔负压也更负；呼气时，肺缩小，肺弹性回缩力也减小，胸膜腔负压也减少。用力呼吸或者通气阻力增加时，由于肺内压波动幅度显著增大，使吸气时胸膜腔内压为负，呼气时胸膜腔内压可为正压。

胸膜腔内负压具有重要生理意义：①维持肺处于扩张状态，并使肺跟随胸廓的运动而舒缩。②作用于胸腔内的腔静脉和胸导管，使之扩张，促进血液及淋巴液的回流。

二、肺通气的阻力

肺通气的动力需克服肺通气的阻力才能实现肺通气。肺通气的阻力有两种：弹性阻力（肺的弹性阻力和胸廓的弹性阻力），是平静呼吸时的主要阻力，约占总阻力的 70%；非弹性阻力，包括气道阻力、惯性阻力和组织的黏滞阻力，约占总阻力的 30%，其中又以气道阻力为主。

（一）弹性阻力

弹性组织在外力作用下变形时，有对抗变形和弹性回位的倾向，称弹性阻力。一般用顺应性（compliance）来衡量弹性阻力。顺应性是指在外力作用下弹性组织发生变形的难易程度，容易变形者顺应性大，弹性阻力小；不易变形者，顺应性小，弹性阻力大。

1. 肺弹性阻力和肺顺应性　肺因吸气而被扩张时会产生弹性回缩力。弹性回缩力与肺扩张的方向相反，因而是吸气的阻力，即肺弹性回缩力是肺的弹性阻力。肺的弹性阻力可用肺顺应性表示：

$$肺顺应性（C_L）= \frac{肺容量变化（\Delta V）}{跨肺压变化（\Delta P）}$$

跨肺压指肺内压与胸膜腔内压之差，是维持肺处于扩张状态的动力。

$$跨肺压 = 肺内压 - 胸膜腔内压$$

当屏气时，肺内压等于大气压，所以

$$跨肺压 = -胸膜腔内压$$

肺弹性阻力与肺自身的弹力纤维和胶原纤维等弹性成分有关，当肺被扩张时，这些纤维被牵拉而趋于回缩，其回缩力和弹性阻力随着肺扩张的程度而增大。

除了肺组织本身的弹性回缩力以外，肺泡内液体层与气体之间液－气界面的表面张力所产生的回缩力，也使肺具有回缩倾向，故也是肺通气的弹性阻力。

在肺泡内液体层和肺泡气之间存在液－气界面，从而产生表面张力。肺泡表面张力是弹性阻力的主要来源。肺泡内表面的液体层在表面张力作用下倾向于缩小，表现为肺泡直径倾向于缩小。通过对比离体肺在充气和充生理盐水时的顺应性实验，用生理盐水扩张肺，消除了肺泡内的液－气界面，肺回缩力完全来自肺本身的弹性组织，其弹性阻力仅约占肺总弹性阻力的1/3；对比充气的离体肺，表面张力约占肺总弹性阻力的2/3。因此，表面张力对肺的张缩有重要的作用。

根据Laplace定律，$P = 2T/r$。式中，P是肺泡液－气界面的压强，它能使肺泡回缩；T是肺泡表面张力系数；r是肺泡半径。假设大、小肺泡的T值一样，那么，肺泡回缩力将随肺泡半径的大小而改变。小的肺泡回缩力大；大的肺泡回缩力小。如果这些肺泡彼此连通，结果小肺泡内的气体将流向大肺泡，导致小肺泡塌陷而大肺泡膨胀，肺泡将失去稳定性。但实际并未发生这种情况，这是因为肺泡内存在表面活性物质。

肺泡表面活性物质（alveolar surfactant）是复杂的脂蛋白混合物，主要成分是二棕榈酰卵磷脂（dipalmitoyl phosphatidyl choline，DPPC），由肺泡Ⅱ型细胞合成并释放，分子的一端是疏水的脂肪酸，另一端是亲水的胆碱。当分散于肺泡内液体层表面时呈垂直状态排列。亲水端位于液体中，疏水端朝向肺泡气。分子密度随肺泡的张缩而改变。

肺泡表面活性物质的主要作用是降低肺泡表面张力，减少肺泡的回缩力。肺泡表面活性物质这种作用的生理意义是：①有利于维持肺泡的稳定性。因为肺表面活性物质的密度随肺泡半径的变小而增大（或随半径的增大而减小），所以在小肺泡，表面活性物质的密度大，降低表面张力的作用强，肺泡表面张力减小，可防止肺泡萎陷；在大肺泡，表面活性物质的密度减小，肺泡表面张力增加，可防止肺泡过度膨胀。所以，肺泡表面活性物质保持了大小肺泡的稳定性。②防止液体渗入肺泡。肺泡表面张力对肺泡间质产生"抽吸"作用，可吸引肺泡壁毛细血管中液体进入肺泡导致肺水肿。肺表面活性物质通过降低表面张力防止肺水肿的发生。③降低吸气阻力。肺回缩力的2/3来自肺泡表面张力，肺表面活性物质使肺泡表面张力降低为原来的1/2～1/10。（图5－4）。

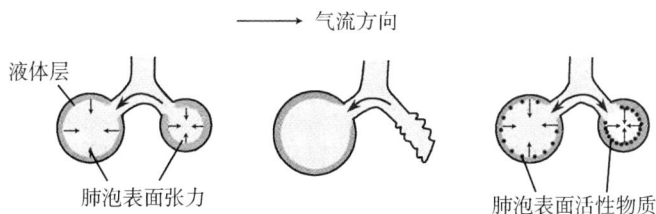

图5－4 肺泡表面张力和表面活性物质作用示意图

在肺充血、肺组织纤维化或者肺表面活性物质减少时，肺的顺应性降低，弹性阻力增大，患者表现为吸气困难；而在肺气肿时，肺弹性成分大量破坏，肺回缩力减小，顺应性增大，弹性阻力减小，患者表现为呼气困难。

2. 胸廓的弹性阻力 胸廓也具有弹性，因而也具有弹性阻力。胸廓的弹性阻力是否构成吸气阻力，则取决于胸廓的位置，这与肺弹性阻力不同。胸廓处于自然位置时的肺容量相当于肺总量的67%（相当于平静吸气末的肺容积）。当肺容量小于肺总量的67%（相当于平静呼气或深呼气）时，胸廓被牵引向内而缩小，此时胸廓倾向于向外扩张，其弹性阻力向外，是吸气的动力，呼气的阻力；当肺容量大于肺总量的67%（如深吸气）时，胸廓被牵引向外而扩大，此时胸廓倾向于回缩，其弹性阻力向内，成为吸气的阻力，呼气的动力。可见胸廓的弹性阻力既可能是吸气或者呼气的阻力，也可能是吸气或者呼气的动力，应视胸廓的位置而定。

（二）非弹性阻力

非弹性阻力包括惯性阻力、黏滞阻力和气道阻力，以气道阻力为主。惯性阻力是气流在发动、变速、换向时因气流和组织的惯性所产生的阻止肺通气的力。黏滞阻力来自呼吸时组织相对位移所发生的摩擦。气道阻力来自气体流经呼吸道时气体分子间和气体分子与气道间的摩擦。健康人平静呼吸时气道阻力主要发生在鼻（约占总阻力50%），声门（约占25%）及气管和支气管（约占15%）等部位，仅10%的阻力发生在口径小于2mm的细支气管。气道阻力受气流流速、管径大小和气流形式影响。流速快、管径小、湍流时阻力大；流速慢，管径大、层流时阻力小。气道管径的大小是影响气道阻力的主要因素。

气道管径受到以下几方面因素的影响：①呼吸道内外的压力差。呼吸道内压力高，则气道管径被动扩大，气道阻力减小，反之则增大。②肺实质对气道壁的牵引作用。肺的扩张可以牵引小气道扩大。③自主神经的影响。呼吸道平滑肌受交感、副交感双重神经支配，两者均有紧张性。副交感神经使气道平滑肌收缩，管径变小，阻力增加；交感神经使平滑肌舒张，管径变大，阻力降低。临床上常用拟上腺素能药物解除支气管痉挛，缓解呼吸困难。④化学因素的影响。儿茶酚胺可使气道平滑肌舒张；前列腺素 $F_{2\alpha}$ 可使之收缩，而 E_2 使之舒张；过敏反应时由肥大细胞释放的组胺和慢反应物质使支气管收缩。

吸气时，因胸膜腔负压增大使呼吸道内外压力差增大，肺扩张使小气道受牵引增强，交感神经紧张性增强，都使气道口径增大，气道阻力减少；呼气时则相反，气道口径变小，气道阻力增大。这也是哮喘患者呼气比吸气更为困难的原因。

三、肺通气功能的评价

（一）肺容积

肺容积是指肺内气体的容积。通常将肺容积分为四种基本肺容积，它们互不重叠，全部相加等于肺总量（图5-5）。

1. 潮气量 每次呼吸时吸入或呼出的气量为潮气量（tidal volume，TV）。平静呼吸时，潮气量为400～600ml，一般以500ml计算。

2. 补吸气量 平静吸气末，再尽力吸气所能吸入的气量为补吸气量（inspiratory reserve volume，IRV），正常成年人为1500～2000ml。

3. 补呼气量 平静呼气末，再尽力呼气所能呼出的气量为补呼气量（expiratory reserve volume，ERV），正常成年人为900～1200ml。

4. 余气量或残气量 最大呼气末尚存留于肺中不能再呼出的气量为余气量（residual volume，RV）。正常成人为1000～1500ml。支气管哮喘和肺气肿患者，余气量增加。

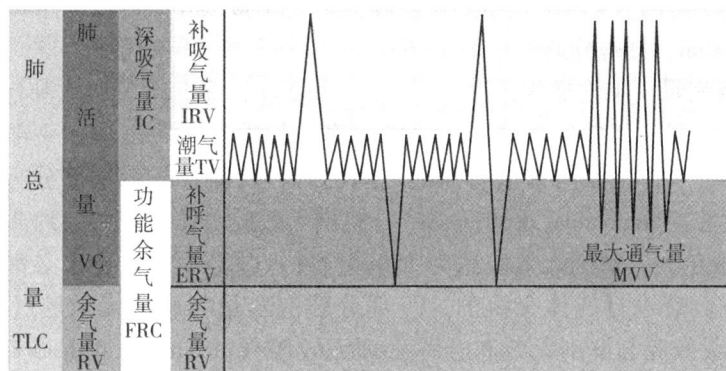

图 5 – 5　肺容积和肺容量图解

（二）肺容量

两项或两项以上的肺容积相加，为肺容量。

1. 深吸气量　平静呼气末做最大吸气时所能吸入的气量为深吸气量（inspiratory capacity），它也是潮气量和补吸气量之和，是衡量最大通气潜力的一个重要指标。

2. 功能余气量　平静呼气末尚存留于肺内的气量为功能余气量（functional residual capacity，FRC），是余气量和补呼气量之和。正常成年人约为 2500ml。功能余气量的生理意义是缓冲呼吸过程中肺泡气氧和二氧化碳分压的过度变化。肺气肿患者的功能余气量增加，肺实质性疾病时减小。

3. 肺活量和用力肺活量　最大吸气后，从肺内所能呼出的最大气量称作肺活量（vital capacity，VC），是潮气量、补吸气量和补呼气量之和。正常成年男性平均约为 3500ml，女性为 2500ml。肺活量反映了肺一次通气的最大能力，是常用的肺通气功能测定指标。

由于测定肺活量时不限制呼气时间，当肺组织弹性降低或呼吸道狭窄时，虽然通气功能已经受到损害，但所测得的肺活量可能是正常的。因此，提出用力肺活量（forced vital capacity，FVC）的概念。用力肺活量是指一次最大吸气后，尽力并尽快呼气所能呼出的最大气体量。正常时，用力肺活量略小于肺活量，但在气道阻力增高时，用力肺活量明显小于肺活量。第 1 秒内的用力肺活量称为 1 秒用力呼气量（forced expiratory volume in 1 second，FEV_1）。通常以 FEV_1 占用力肺活量的百分比表示，正常成年人为 80%。FEV_1 在鉴别限制性肺疾病和阻塞性肺疾病中有重要意义。在肺纤维化等限制性肺疾病患者，FEV_1 和 FVC 均下降，但 FEV_1/FVC 可正常甚至超过 80%；而在哮喘等阻塞性肺疾病患者，FEV_1 比 FVC 下降更明显，FEV_1/FVC 也减小。

4. 肺总量　肺所能容纳的最大气量为肺总量（total lung capacity，TLC），是肺活量和余气量之和。成年男性平均为 5000ml，女性 3500ml。在限制性通气不足疾病时肺总量降低。

（三）肺通气量和肺泡通气量

1. 每分通气量　每分通气量（minute ventilation volume）是指每分钟进或出肺的气

体总量，等于呼吸频率乘以潮气量。平静呼吸时，正常成年人呼吸频率每分钟 12 ~ 18 次，潮气量 500ml，则每分通气量是 6 ~ 9L。

2. 肺泡通气量 肺泡通气量（alveolar ventilation）是每分钟吸入肺泡的新鲜气体量，等于（潮气量 – 无效腔气量）× 呼吸频率。每次吸入的气体，一部分将留在呼吸道内，这部分气体不参与肺泡与血液之间的气体交换，故将这部分呼吸道的容积称为解剖无效腔（anatomical dead space）。解剖无效腔与体重有关，约 2.2ml/kg。体重为 70kg 的成年人，解剖无效腔约为 150ml。进入肺泡的气体也未必都能参与气体交换，未能与血液进行气体交换的这一部分肺泡容量称肺泡无效腔（alveolar dead space）。肺泡无效腔与解剖无效腔合称生理无效腔（physiological dead space）。健康人平卧时生理无效腔等于或接近解剖无效腔。由于无效腔的存在，每次吸入的新鲜空气不能都到达肺泡实现气体交换。因此，为了计算真正有效的气体交换，应以肺泡通气量为准。

第二节　肺换气和组织换气

肺通气使肺泡气不断更新，保持了肺泡气 P_{O_2}、P_{CO_2} 的相对稳定，这是气体交换得以顺利进行的前提。肺换气和组织换气的原理是一样的。

一、肺换气的过程及影响因素

（一）肺换气过程

1. 气体的扩散 气体分子扩散时遵循从高压区域向低压区域扩散的原则。气体在通过薄层组织及液体层时，影响气体扩散速率（diffusion rate，D）的因素有：气体在液体中的物理溶解度（S），气体分子量（MW），扩散面积（A），压力梯度（ΔP）和扩散距离（d）。

$$D = \frac{\Delta P \times A \times S}{d \times \sqrt{MW}}$$

其中气体在液体中的物理溶解度和气体分子量取决于气体分子本身，因此 $S/\sqrt{MW}$ 又称为某气体的扩散系数（diffusion coefficient），CO_2 的扩散系数约为 O_2 的 20 倍。气体扩散速率与扩散距离（d）成反比。

2. 肺换气过程 血液进入肺泡毛细血管之前为静脉血，静脉血的 O_2 分压远低于肺泡气的 O_2 分压，而 CO_2 的分压则大于肺泡气 CO_2 分压。血液流入肺泡毛细血管后即与肺泡气通过扩散进行气体交换。在这一过程中 O_2 从肺泡气扩散至血液，而 CO_2 则从血液扩散至肺泡气。血液在离开肺泡时已成为动脉血（图 5-6）。由于扩散距离极短、扩散面积极大，因此气体交换过程极为迅速，仅需约 0.3s 即可达到平衡。通常情况下血液流经肺毛细血管所需时间约 0.7s，所以当血液流经肺毛细血管全长 1/3 时已基本上完成了气体交换过程。

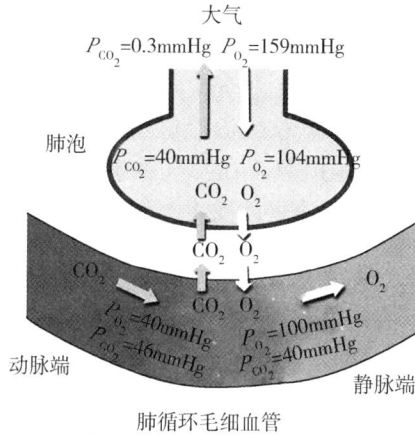

图 5-6 肺换气过程

（二）影响肺换气的因素

1. 呼吸膜的厚度和面积

（1）呼吸膜的厚度 肺泡内气体与肺泡壁毛细血管血液之间构成呼吸膜。由六层结构组成（图5-7）：含肺表面活性物质的液体层、肺泡上皮细胞层、上皮基底膜、肺泡上皮和毛细血管之间的间隙、毛细血管基膜和毛细血管内皮细胞层。呼吸膜厚度平均仅为 $0.6\,\mu m$ 左右，有的部位只有 $0.2\,\mu m$，气体易于扩散通过。某些病理情况下呼吸膜厚度可显著增加，例如肺纤维化、肺水肿等，气体扩散速率降低，扩散量减少。尤其是运动时，由于血流加速，气体在肺部的交换时间缩短，所以呼吸膜厚度的改变对肺换气的影响就更加突出。

（2）呼吸膜的面积 正常成年人呼吸膜总面积达 $70m^2$。安静状态时仅有 $40m^2$ 参与气体交换，故有很大的储备面积。肺不张、肺气肿、肺叶切除等情况下呼吸膜面积减少，进而影响肺换气。

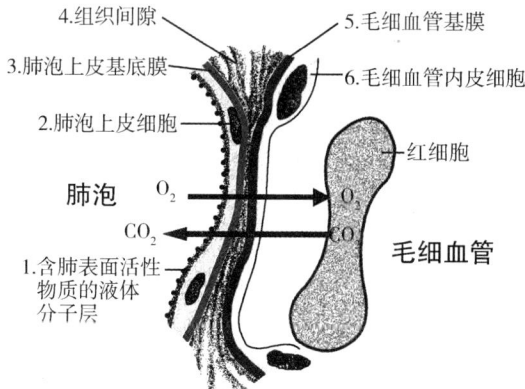

图 5-7 呼吸膜结构示意图

2. 通气/血流比值
通气/血流比值是指每分肺泡通气量和每分肺血流量之间的比值。正常成年人安静时约为 0.84。如果通气/血流比值增大，这就意味着通气过剩，血流不足，部分肺泡气未能与血液气充分交换，致使肺泡无效腔增大。反之，通气/血流比值下降，则意味着通气不足，血流过剩，部分血液流经通气不良的肺泡，混合静脉血中的气体未能得到充分更新，未能成为动脉血就流回了心脏，犹如发生功能性动-静脉短路（图5-8）。可见，无论通气/血流比值增大或者减小都会妨碍肺换气，导致机体缺氧和二氧化碳潴留，尤其是缺氧。在肺气肿患者，由于细支气管阻塞和肺泡壁的破坏，通气/血流比值增大和减小都可能发生，使肺换气显著降低。

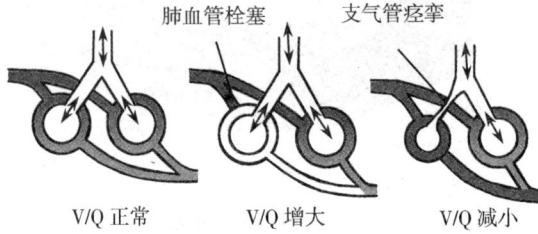

图5-8　通气/血流比值及其变化示意图

二、组织换气

气体在组织的交换机制、影响因素与肺泡处相似，所不同的是交换发生于液相（血液、组织液、细胞内液）之间（图5-9）。

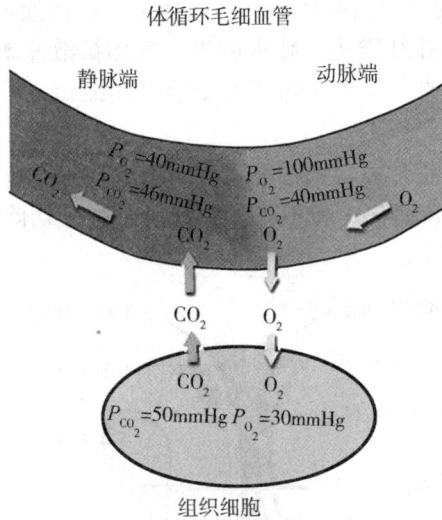

图5-9　组织换气示意图

第三节　气体在血液中的运输

O_2 和 CO_2 都以两种形式存在于血液：物理溶解和化学结合。在血液中，以物理溶解形式存在的 O_2、CO_2 比例极少，主要以化学结合的形式存在。虽然物理溶解的量很少，但很重要，因为必须先有物理溶解才能发生化学结合。物理溶解的和化学结合的气体两者之间处于动态平衡。

一、O_2 的运输

（一）氧的运输形式

正常情况下，在血液中运输的 O_2 中，98.5% 是以与红细胞内血红蛋白（hemoglobin，Hb）相结合的方式存在，其余 1.5% 以物理溶解方式存在。

血液中 O_2 主要以氧合 Hb（HbO_2）形式运输。O_2 与 Hb 的结合有以下重要特征，①反应快、可逆、不需酶的催化、受 P_{O_2} 的影响。当血液流经 P_{O_2} 高的肺部时，Hb 与 O_2 结合，形成 HbO_2；当血液流经 P_{O_2} 低的组织时，HbO_2 迅速解离，释放 O_2，成为去氧 Hb。②血红素中的 Fe^{2+} 与 O_2 结合后仍是二价铁，所以该反应是氧合（oxygenation），不是氧化（oxidation）。③1 分子 Hb 可以结合 4 分子 O_2。

在 100ml 血液中，Hb 所能结合的最大 O_2 量称为 Hb 氧容量。而 Hb 实际结合的 O_2 量称为 Hb 氧含量。Hb 氧含量与氧容量的百分比为 Hb 氧饱和度。由于血浆中溶解的 O_2 极少，可以忽略不计，因此 Hb 氧容量、Hb 氧含量、Hb 氧饱和度可分别代表血氧容量、血氧含量和血氧饱和度。HbO_2 为鲜红色，Hb 呈紫蓝色。当血液中的 Hb 含量达 5g/100ml 以上时，皮肤、黏膜呈暗紫色，称为发绀（cyanosis）。出现发绀常提示机体缺氧。

（二）氧解离曲线

氧解离曲线（oxygen dissociation curve）是表示 P_{O_2} 与 Hb 氧饱和度关系的曲线（图 5 - 10）。该曲线既表示不同 P_{O_2} 时，O_2 与 Hb 的结合情况，也反映 O_2 与 Hb 的解离情况。氧离曲线呈现 S 形具有重要的生理意义，下面分析各段的特点及其功能意义。

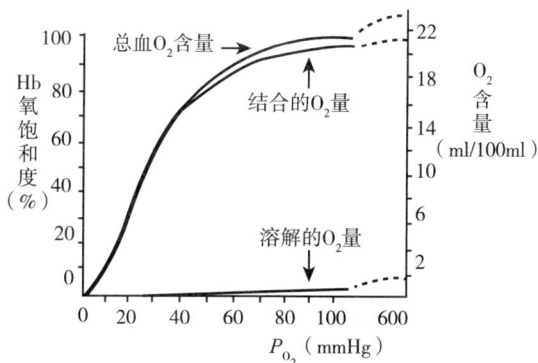

图 5 - 10 氧解离曲线

在 pH 7.4，P_{CO_2} 40mmHg，温度 37℃，Hb 浓度为 15g/100ml 血液时测定

1. 氧离曲线的上段 相当于 P_{O_2} 是 60 ~ 100mmHg，即 P_{O_2} 较高的水平，可以认为是 Hb 与 O_2 结合的部分。这段曲线较平坦，表明 P_{O_2} 的变化对 Hb 氧饱和度影响不大。例如 P_{O_2} 为 100mmHg 时（相当于动脉血 P_{O_2}），Hb 氧饱和度为 97.4%，血 O_2 含量约为 19.4ml/100ml 血液；如将吸入气 P_{O_2} 提高到 150mmHg，Hb 氧饱和度为 100%，只增加了 2.6%。因此，即使吸入气或肺泡气 P_{O_2} 有所下降，如在高原、高空或某些呼吸系统

疾病时，但只要 P_{O_2} 不低于 60mmHg，Hb 氧饱和度仍能保持在 90% 以上，血液仍可携带足够量的 O_2，不致发生明显的低氧血症。

2. 氧离曲线的中段 该段曲线较陡，相当于 P_{O_2} 是 40～60mmHg，是 HbO_2 释放 O_2 的部分。P_{O_2} 为 40mmHg，相当于混合静脉血的 P_{O_2}，此时 Hb 氧饱和度约为 75%，血 O_2 含量约 14.4ml/100ml 血液，即每 100ml 血液流过组织时释放了 5ml O_2。

3. 氧离曲线的下段 相当于 P_{O_2} 是 15～40mmHg，也是 HbO_2 与 O_2 解离的部分，是曲线坡度最陡的一段，即 P_{O_2} 稍降，HbO_2 就可明显下降。在组织活动加强时，P_{O_2} 可降至 15mmHg，HbO_2 进一步解离，Hb 氧饱和度降至更低的水平，血氧含量仅约 4.4ml/100ml 血液，这样每 100ml 血液能供给组织 15ml O_2，是安静时的 3 倍。可见该段曲线代表血液供 O_2 的储备能力。

（三）影响氧解离曲线的因素

Hb 与 O_2 的结合和解离可受多种因素影响，使氧解离曲线的位置偏移，亦即使 Hb 对 O_2 的亲和力发生变化。通常用 P_{50} 表示 Hb 对 O_2 的亲和力。P_{50} 是使 Hb 氧饱和度达 50% 时的 P_{O_2}，正常为 26.5mmHg。P_{50} 增大，表明 Hb 对 O_2 的亲和力降低，需更高的 P_{O_2} 才能达到 50% 的 Hb 氧饱和度，曲线右移；P_{50} 降低，表示 Hb 对 O_2 的亲和力增加，达 50% Hb 氧饱和度所需的 P_{O_2} 降低，曲线左移。影响 Hb 与 O_2 亲和力或 P_{50} 的因素有血液的 pH、P_{CO_2}、温度和有机磷化物（图 5-11）。

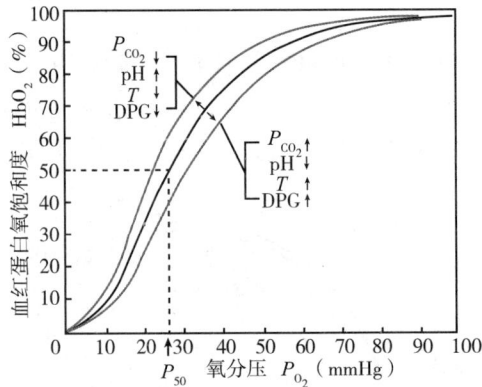

图 5-11 影响氧解离曲线的主要因素

1. CO_2 分压和 pH 的影响 pH 降低或 P_{CO_2} 升高，P_{50} 增大，曲线右移，Hb 对 O_2 的亲和力降低；pH 升高或 P_{CO_2} 降低，P_{50} 降低，曲线左移，Hb 对 O_2 的亲和力增加。酸度对 Hb 氧亲和力的这种影响称为波尔效应（Bohr effect）。波尔效应的机制与 pH 改变时 Hb 构型变化有关。波尔效应有重要的生理意义：在肺部，CO_2 从血液扩散入肺泡，血 CO_2 分压降低，氧解离曲线左移，这有利于 Hb 与 O_2 的结合；在外周组织，组织细胞代谢产生的 CO_2 扩散入血液，血液 CO_2 分压升高，氧解离曲线右移，这有利于 Hb 与 O_2 的解离从而为组织提供 O_2。

2. 温度的影响 温度升高，氧离曲线右移，促使 O_2 释放；温度降低，曲线左移，不利于 O_2 的释放。临床低温麻醉手术时应考虑到这一点。温度对氧离曲线的影响，可能与温度影响了 H^+ 活度有关。温度升高时 H^+ 活度增加，降低了 Hb 对 O_2 的亲和力。

当组织代谢活跃使局部组织温度升高，CO_2 和酸性代谢产物增加，都有利于 HbO_2 解离，使活动组织可获得更多的 O_2 以适应其代谢的需要。

3. 2,3 - 二磷酸甘油酸 红细胞中含有很多有机磷化物，特别是 2,3 - 二磷酸甘油酸（2,3 - diphosphoglycerafe acid，2,3 - DPG），在调节 Hb 和 O_2 的亲和力中起重要作用。2,3 - DPG 浓度升高，Hb 对 O_2 亲和力降低，氧离曲线右移；2,3 - DPG 浓度降低，Hb 对 O_2 的亲和力增加，曲线左移。

2,3 - DPG 是红细胞无氧糖酵解的产物。在慢性缺 O_2、贫血、高原低 O_2 等情况下，糖酵解加强，红细胞 2,3 - DPG 增加，氧离曲线右移，有利于 O_2 的释放，从而改善组织缺 O_2 的状态。在血库中用抗凝剂枸橼酸 - 葡萄糖液保存 3 周后的血液，糖酵解停止，红细胞内 2,3 - DPG 的含量下降，导致 Hb 与 O_2 的亲和力增加，O_2 不易解离出来。所以在临床上给患者输入大量经长期贮存的血液时，应考虑这种血液在组织中释放 O_2 量减少。

4. Hb 自身性质的影响 Hb 本身的性质也影响其与 O_2 的亲和力。胎儿 Hb 分子的珠蛋白由两条 α 链和两条 γ 链构成，与 O_2 的亲和力高于成人 Hb。这与胎儿所处的低氧环境是相适应的。Hb 的 Fe^{2+} 氧化成 Fe^{3+}，则失去运 O_2 能力。一氧化碳（CO）与 Hb 的结合点与 O_2 相同，但亲和力为 O_2 的 250 倍。这意味着极低的 P_{CO}，CO 就可以从 HbO_2 中取代 O_2，阻断其结合位点。此外，CO 还有一极为有害的效应，即当 CO 与 Hb 分子中某个血红素结合后，将增加其余 3 个血红素对 O_2 的亲和力，使氧离曲线左移，妨碍 O_2 的解离。所以 CO 中毒既妨碍 Hb 与 O_2 的结合，又妨碍 O_2 的解离，危害极大。高压氧疗是治疗 CO 中毒的最有效方法。吸入高压纯氧可以极大地提高血 O_2 分压，促使 O_2 与 Hb 结合，将结合在 Hb 上的 CO 置换下来呼出体外。

二、CO_2 的运输

血液中的 CO_2 也以物理溶解和化学结合两种形式运输。化学结合的 CO_2 主要是碳酸氢盐和氨基甲酰血红蛋白。物理溶解的 CO_2 约占总运输量的 5%，化学结合的占 95%（碳酸氢盐形式的占 88%，氨基甲酰血红蛋白形式占 7%）。

1. 物理溶解方式 静脉血 CO_2 分压为 46mmHg，CO_2 物理溶解量为 2.7ml /100ml；动脉血 CO_2 分压为 40 mmHg，CO_2 物理溶解量为 2.4ml/100ml。

2. 碳酸氢盐结合方式 从组织扩散入血液的 CO_2 进入红细胞后在碳酸酐酶催化下与 H_2O 形成 H_2CO_3，进一步解离成 HCO_3^- 和 H^+。反应极为迅速，可逆。在肺部，这个反应向相反的方向进行。

3. 氨基甲酰血红蛋白结合方式 一部分 CO_2 与 Hb 的氨基结合生成氨基甲酰血红蛋白。这一反应无须酶的催化，迅速且可逆。

第四节 呼吸运动的调节

一、呼吸中枢的概念

正常节律性呼吸运动是在各级呼吸中枢的相互配合下进行的。呼吸中枢是指中枢神经系统内产生和调节呼吸运动的神经细胞群。呼吸中枢分布在大脑皮层、间脑、脑桥、延髓和脊髓等部位。脑的各级部位在呼吸节律产生和调节中所起作用不同。

1. 脊髓 脊髓本身不能产生呼吸节律，但其中的呼吸运动神经元可支配呼吸肌，使之发生收缩和舒张。因此，脊髓的呼吸运动神经元是联系高位呼吸中枢和呼吸肌的中继站。

2. 低位脑干 低位脑干指脑桥和延髓，是产生呼吸节律的必需中枢。低位脑干是不随意的自主呼吸节律调节系统。

3. 高位脑 呼吸运动还受到脑桥以上中枢的影响，如大脑皮质是随意的呼吸调节系统，可在一定程度上随意控制低位脑干和脊髓呼吸神经元的活动，以保证与呼吸相关活动的完成。

二、化学感受性反射

化学因素对呼吸运动的调节是一种反射性活动，称为化学感受性反射（chemoreceptive reflex）。这里的化学因素是指动脉血液、组织液或者脑脊液中的 O_2、CO_2 和 H^+。化学感觉器是感受适宜化学物质刺激的感受器。参与呼吸调节的化学感受器因其所在部位的不同，分为外周化学感受器（peripheral chemoreceptor）和中枢化学感受器（central chemoreceptor）。

（一）外周化学感受器

外周化学感受器位于颈动脉体和主动脉体。外周化学感受器在动脉血 P_{O_2} 降低、P_{CO_2} 或 H^+ 浓度升高时受到刺激，冲动分别经窦神经（舌咽神经的分支）和迷走神经传入延髓，反射性地引起呼吸加深加快和心血管活动的变化。

当机体缺氧时，化学感受器感受的刺激是 P_{O_2} 的下降，而不是动脉血氧含量的降低。

当血液中 P_{CO_2} 升高和 H^+ 浓度升高时，CO_2 容易扩散进入外周化学感受器细胞，使细胞内 H^+ 浓度升高；而血液中的 H^+ 不易进入细胞，因而血液 H^+ 浓度升高时，感受器细胞内的 H^+ 浓度变化较小。相对而言，CO_2 对外周化学感受器的刺激作用比 H^+ 强。

上述三种化学因素对化学感受器的刺激作用有相互增强的现象，两种因素同时作用比单一因素的作用强。因此，当机体发生循环或呼吸系统衰竭时，P_{CO_2} 潴留和 P_{O_2} 降低常同时存在，可协同刺激外周化学感受器，共同促进代偿性呼吸增强反应。

（二）中枢化学感受器

中枢化学感受器位于延髓腹侧表面下 0.2mm 的区域，可分为头、中、尾三个部分。头端和尾端是化学感受区，中间是中继站。中枢化学感受器的适宜刺激是脑脊液和局部细胞外液的 H^+。在体内，血液中的 CO_2 能迅速通过血脑屏障，使化学感受器周围液体中的 $[H^+]$ 升高，从而刺激中枢化学感受器，再引起呼吸中枢的兴奋。但由于脑脊液中碳酸酐酶较少，使得中枢化学感受器对 CO_2 的反应有时间延迟。血液中的 H^+ 不易通过血 - 脑屏障，故血液 pH 的变化对中枢化学感受器的直接作用不大，也较缓慢。

血液中的 CO_2 对呼吸运动的急性驱动作用较强，慢性刺激作用则比较弱。

中枢化学感受器不感受低氧的刺激，但对 H^+ 的敏感性比外周化学感受器高，因此，中枢化学感受器可能主要是调节脑脊液的 H^+ 浓度，而外周化学感受器主要是在低氧时驱动呼吸运动。

（三）CO_2、H^+ 和低氧对呼吸的影响

1. CO_2 对呼吸的影响　CO_2 是调节呼吸运动最重要的生理性化学因素，当动脉血中 P_{CO_2} 低于一定水平时，可引起呼吸暂停，说明一定水平的 P_{CO_2} 是维持呼吸中枢活动的必需条件。

当吸入气中 CO_2 增加时，肺泡气 P_{CO_2} 也升高，动脉血 P_{CO_2} 也随之升高，呼吸加深加快，肺通气量及肺泡通气量增加。当吸入气中 CO_2 含量高于一定水平时，肺通气量不能再相应地增加，肺泡气 P_{CO_2} 和动脉血 P_{CO_2} 明显增高，导致中枢神经系统包括呼吸中枢活动受抑制，引起呼吸困难、头痛、头昏、昏迷等现象，称 CO_2 麻醉。

CO_2 刺激呼吸是通过两条途径实现的：一是通过刺激中枢化学感受器再兴奋呼吸中枢；二是刺激外周化学感受器，冲动经窦神经和迷走神经传入延髓呼吸中枢，反射性地使呼吸加深、加快，增加肺通气。两条途径中前者是主要的。但由于中枢化学感受器的反应较慢，当动脉血 P_{CO_2} 突然大增时，外周化学感受器在引起快速呼吸反应中可起重要作用；当动脉血 P_{CO_2} 超过一定水平时（ $>60mmHg$ ），肺通气量不能再相应地增加，CO_2 在体内蓄积，抑制中枢神经活动，出现 CO_2 麻醉。在这种情况下，CO_2 对外周化学感受器仍有刺激作用，起到维持呼吸中枢兴奋性的作用。

2. H^+ 对呼吸的影响　动脉血 H^+ 浓度升高导致呼吸加深加快，肺通气量增加，降低则导致呼吸抑制。H^+ 是通过刺激外周化学感受器和中枢化学感受器兴奋呼吸。尽管中枢化学感受器对 H^+ 的敏感性远高于外周化学感受器，但血液中的 H^+ 难以通过血 - 脑脊液屏障和血 - 脑屏障，因此，外周化学感受器在血液中 H^+ 浓度升高导致的呼吸反应中起主要作用。

3. 低氧对呼吸的影响　动脉血 P_{O_2} 的下降对呼吸的刺激作用完全是通过外周化学感受器实现的。切除外周化学感受器后，急性低 O_2 的呼吸兴奋效应几乎完全消失。动脉血 P_{O_2} 的降低对呼吸中枢本身的直接作用是抑制。低 O_2 可以通过对外周化学感受器的刺激而兴奋呼吸中枢，这样在一定程度上可以对抗低 O_2 对中枢的直接压抑作用。严重缺氧时，当外周化学感受器的传入兴奋不足以克服低氧的直接抑制作用，终将导致呼吸抑制。

动脉血 P_{O_2} 通常下降到 $80mmHg$ 以下时，才引起肺通气量增加；因此，动脉血 P_{O_2} 的改变对呼吸运动不起经常性调节作用，只在特殊情况下才有刺激意义。在严重肺气肿、肺心病患者，由于肺换气功能障碍，导致低氧和 CO_2 潴留。中枢化学感受器对长时间的 CO_2 潴留易发生适应，而外周化学感受器对低氧刺激适应较慢，因此，低氧对外周化学感受器的刺激就成为驱动呼吸运动的主要因素。此时若给患者吸入纯氧，则可能由于低氧刺激被消除，反而引起呼吸运动停止。

4. P_{CO_2}、H^+ 和 P_{O_2} 在影响呼吸中的相互作用　图 5-12 显示保持其他两个因素不变而只改变其中一个因素时的单因素通气效应。由图中可见，三者引起的肺通气反应大致接近。但整体条件下，一个因素的改变往往引起其他因素的相继改变，三者之间相互影响、相互作用。

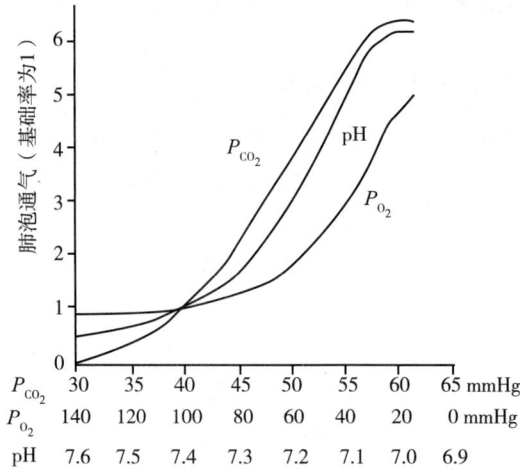

图 5 - 12　改变动脉血液 PCO_2、PO_2、pH 三个因素之一而维持另外两个因素正常时的肺泡通气量（1mmHg = 0.133kPa）

　　图 5 - 13 显示一种因素改变而对另外两种因素不加控制时的情况。可见，CO_2 对呼吸的刺激作用最强，H^+ 作用次之，低氧的作用最弱。PCO_2 升高时，H^+ 浓度也会升高，两者作用协同，使肺通气比单纯 PCO_2 升高时更明显。H^+ 浓度增加时，在增加肺通气的同时也促使 CO_2 排出增加，导致 PCO_2 下降，因此可部分抵消 H^+ 的刺激作用，使肺通气量比单纯 H^+ 浓度升高时小。PO_2 降低时，肺通气也会增加，CO_2 排出增加，使 PCO_2 和 H^+ 浓度均降低，从而减弱低氧的刺激作用。

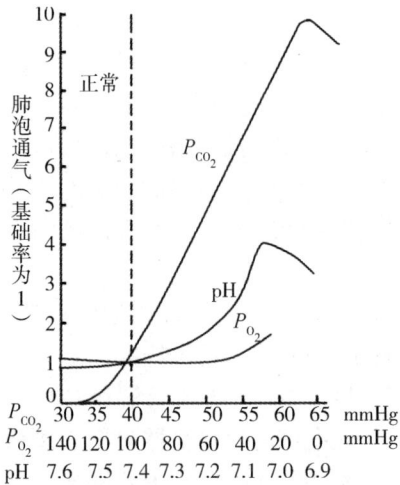

图 5 - 13　改变动脉血液 PCO_2、PO_2、pH 三个因素之一，而不控制另外两个因素时的肺泡通气量

（王俊芳）

第六章 | 消化与吸收

第一节 概 述

机体在新陈代谢过程中需要从外界摄取各种营养物质，其中三大营养物质蛋白质、脂肪和糖类属于天然的大分子物质，结构复杂，必须经过消化系统的分解，变成结构简单的小分子物质才能被机体利用，为机体新陈代谢提供营养物质和能量来源。消化系统由消化道和消化腺两部分组成。消化道是一条长 8～10m、自口腔延至肛门的肌性管道。主要的消化腺有唾液腺、肝和胰腺和散在分布于消化道壁内的腺体。

消化（digestion）是指食物在消化道内被分解为小分子物质的过程，包括机械性消化和化学性消化。机械性消化是指消化道通过机械运动，将食物磨碎，并使之与消化液充分混合，并向消化道的远端推送的过程。化学性消化是指通过消化液中各种消化酶的作用，将食物中大分子物质（主要是蛋白质、脂肪和多糖）分解为可吸收的小分子物质的过程。食物经过消化后形成的小分子物质，以及维生素、无机盐和水等通过消化道黏膜进入血液或淋巴循环的过程称为吸收（absorption）。消化和吸收是两个联系紧密的过程。不能被吸收的食物残渣，最终形成粪便，排出体外。

一、消化道平滑肌的特性

在整个消化道中，除口、咽、食管上端和肛门外括约肌为骨骼肌外，其余部分均由平滑肌组成。因此，平滑肌的舒缩活动对食物的消化和吸收有重要的影响。

（一）消化道平滑肌的一般生理特性

1. 兴奋性 消化道平滑肌的兴奋性较骨骼肌和心肌为低。收缩的潜伏期、收缩期和舒张期所占的时间比骨骼肌长很多，且变异较大。

2. 紧张性 消化道平滑肌经常处于微弱的持续收缩状态。平滑肌的紧张性有利于保持器官的形状和位置，也是消化道进行各种收缩活动的基础。

3. 伸展性 消化道平滑肌具有较大的伸展性。这使消化道有可能容纳几倍于原初容积的食物。

4. 节律性 消化道平滑肌在适宜环境下能进行节律性运动，但收缩缓慢且不规则，通常每分钟数次至十余次。

5. 敏感性 消化道平滑肌对电刺激不敏感，而对机械牵张、温度变化和化学刺激很敏感，轻微的刺激即可引起强烈收缩。

（二）消化道平滑肌的电生理特性

1. 静息电位 消化道平滑肌的静息电位幅值较低，为 −50～−60mv。产生机制主

要为细胞内 K^+ 向膜外扩散和生电性钠泵的活动。

2. 慢波 消化道平滑肌细胞在静息电位基础上产生自发性去极化和复极化的节律性电位波动，其频率较慢，称为慢波（slow wave）。因慢波决定平滑肌的收缩节律，又称为基本电节律。不同部位的慢波频率不同，胃为 3 次/分，十二指肠为 12 次/分，回肠末端为 8~9 次/分。

3. 动作电位 当慢波去极化达阈电位时，在慢波基础上会产生一个或者多个动作电位。动作电位可引起肌肉收缩，慢波上出现的动作电位数目越多，平滑肌收缩的幅度越大。

慢波、动作电位和肌肉收缩三者关系可归纳为：慢波电位本身不引起平滑肌收缩，但它可以反映平滑肌兴奋性的周期性变化，被认为是平滑肌的起步电位；慢波可使静息电位接近产生动作电位的阈电位，一旦达到阈电位，膜上即产生动作电位，进而引起肌肉收缩（图 6-1）。

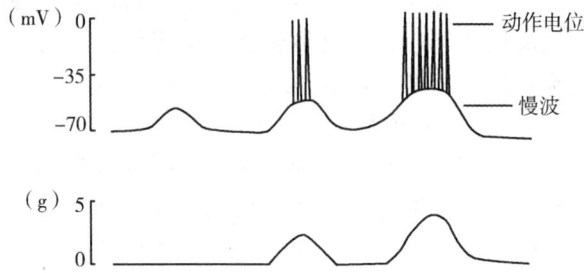

图 6-1 慢波、动作电位与平滑肌收缩的关系
上图曲线为细胞内电位；下图曲线为肌肉收缩张力

二、消化道的神经支配

胃肠的神经支配包括自主神经系统和内在神经系统两大部分，两者相互协调，共同调节胃肠功能。消化器官除口腔、咽、食管上段和肛门外括约肌等骨骼肌受到躯体运动神经支配外，其余部分均受自主神经和消化管壁内的胃肠内在神经的双重支配（图 6-2）。

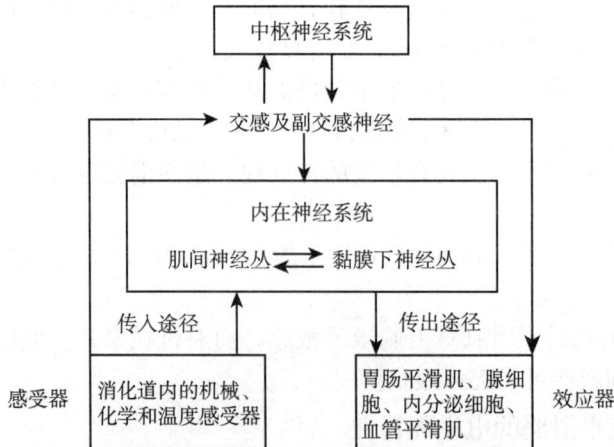

图 6-2 消化道内在神经系统与外来自主神经的关系示意图

（一）自主神经系统

支配胃肠道的自主神经包括交感神经和副交感神经，因其来自消化道外，也称外来神经。交感神经节后纤维（末梢释放的递质主要为去甲肾上腺素）主要终止于内在神经系统的胆碱能神经元，少数节后纤维分布胃肠各部。交感神经兴奋可抑制胃肠道运动和腺体分泌，收缩消化道括约肌。副交感神经节前纤维进入消化道管壁后，主要与肌间神经丛和黏膜下神经丛的神经元形成突触，发出节后纤维支配胃肠平滑肌、血管平滑肌及分泌细胞；副交感神经大部分节后纤维释放递质是乙酰胆碱（acetylcholine，ACh），对胃肠道运动和腺体分泌起兴奋作用，但对消化道括约肌起抑制作用。

（二）内在神经系统

胃肠道内在神经系统是指存在于消化道壁内由大量的神经元和神经纤维组成的复杂神经网络。内在神经系统的神经元由感觉神经元、运动神经元及中间神经元组成。内在神经系统包括肌间神经丛和黏膜下神经丛。肌间神经丛主要支配平滑肌细胞。黏膜下神经丛主要参与消化道腺体和内分泌细胞的分泌、肠内物质的吸收和局部血流的调节。两种神经丛之间通过中间神经元相互联系，并且内在神经系统接受外来神经纤维支配。

三、胃肠激素

消化道黏膜分布着多种内分泌细胞，这些由消化道内分泌细胞合成和释放的激素，统称为胃肠激素。胃肠激素几乎都是肽类，故又称胃肠肽。主要的胃肠激素见表6-1。

表6-1　主要胃肠激素名称、分泌及分布部位

胃肠激素	内分泌细胞	分布部位
胰高血糖素	A 细胞	胰岛
胰岛素	B 细胞	胰岛
生长抑素	D 细胞	胃肠黏膜、胰岛
促胃液素	G 细胞	胃窦、十二指肠
胆囊收缩素	I 细胞	小肠上部
抑胃肽	K 细胞	小肠上部
胃动素	Mo 和 ECL 细胞	胃、小肠、结肠
促胰液素	S 细胞	小肠上部

胃肠激素作用广泛，主要概括为以下三个方面：①调节消化腺的分泌和消化道的运动；②调节其他激素的释放，如抑胃肽在生理条件下即可刺激胰岛素的分泌；③营养作用。某些胃肠激素具有促进消化道组织的代谢和生长的作用，称为营养作用，如促胃液素具有促进胃黏膜生长作用。

第二节　胃内消化

消化过程是从口腔开始的。唾液是腮腺、颌下腺、舌下腺和小唾液腺分泌液的混

合液，为无色无味近中性的低渗液体，唾液中含黏蛋白、唾液淀粉酶、球蛋白和溶菌酶等。唾液分泌的调节完全是神经反射性的，包括条件反射和非条件反射。进食之前，食物的形状、颜色、气味以及进食的环境，都能形成条件反射，引起唾液的分泌。进食过程中，食物对口腔黏膜的机械、化学和温度的刺激可引起口腔黏膜和舌的感受器兴奋，产生非条件反射，引起唾液的分泌。唾液可以湿润与溶解食物，使之便于吞咽，并有助于引起味觉；唾液可以清洁和保护口腔；唾液中含有唾液淀粉酶，可使淀粉分解为麦芽糖。在口腔内，食物经过咀嚼、湿润，然后被吞咽入胃。

胃是消化道中最膨大的器官，具有贮存和初步消化食物的功能。成人的胃容量为 $1 \sim 2L$，食物入胃后，经过机械性和化学性消化形成食糜，然后逐渐排到十二指肠。

一、胃液及其分泌

（一）胃液的性质、成分和作用

胃黏膜中有三种外分泌腺：①贲门腺，分布于胃与食管连接处的环状区内，主要由黏液细胞组成，分泌碱性黏液；②泌酸腺，分布于胃底和胃体部，由壁细胞、主细胞和黏液颈细胞组成，壁细胞分泌盐酸和内因子，主细胞分泌胃蛋白酶原，黏液颈细胞分泌黏液；③幽门腺，分布于幽门部，分泌碱性黏液。胃液是由这三种腺体分泌物和胃黏膜上皮细胞分泌的黏液共同构成的。

胃液是无色酸性的液体，pH 为 $0.9 \sim 1.5$。正常人每日分泌量为 $1.5 \sim 2.5L$。胃液的成分除水外，主要有盐酸、胃蛋白酶原/胃蛋白酶、黏液和内因子，以及 HCO_3^-、Na^+、K^+ 等无机物。

1. 盐酸 盐酸也称胃酸，由壁细胞分泌。壁细胞分泌 H^+ 是逆着巨大的浓度梯度进行的主动过程。壁细胞面向胃腔的顶端膜内陷形成分泌小管，小管膜上镶嵌有 H^+ 泵（质子泵或 H^+，$K^+ - ATP$ 酶），质子泵已被证实是各种因素引起胃酸分泌的最后通路，因此，选择性抑制质子泵的药物（如奥美拉唑）已被临床用来有效地抑制胃酸分泌。正常人空腹时盐酸排出量为 $0 \sim 5mmol/h$。在食物或某些药物刺激下，盐酸排出量会明显增加。

盐酸具有多种作用：①杀灭随食物进入胃内的细菌；②激活胃蛋白酶原，使之转变为有活性的胃蛋白酶，并为胃蛋白酶作用提供所需的酸性环境；③可使食物中的蛋白质变性，使之易于消化；④造成胃内的酸性环境，促进 Fe^{2+} 和 Ca^{2+} 形成可溶性盐，促进它们的吸收；⑤胃液进入小肠后可促进胰液、胆汁和小肠液的分泌。但盐酸分泌过多，对胃和十二指肠黏膜有侵蚀作用，是消化性溃疡发病的重要原因之一。

2. 胃蛋白酶原 主要由泌酸腺的主细胞合成和分泌的，黏液颈细胞、贲门腺和幽门腺的黏液细胞及十二指肠近段的腺体也能分泌胃蛋白酶原。胃蛋白酶原不具有活性，以酶原颗粒的形式贮存于细胞内。胃蛋白酶原分泌入胃腔后，在胃酸的作用下，转变成为具有活性的胃蛋白酶，后者对胃蛋白酶原也有激活作用。胃蛋白酶能水解食物中的蛋白质，使其分解为䏡、胨及少量多肽或氨基酸。胃蛋白酶发挥作用的最适 pH 为 $2.0 \sim 3.5$，当 pH >5.0 时便失活。

3. 黏液和碳酸氢盐 黏液是由胃黏膜表面的上皮细胞、泌酸腺的黏液颈细胞以及贲门腺和幽门腺共同分泌的，主要成分是糖蛋白。胃黏液的作用有：①润滑作用，有利于食糜在胃内的往返运动；②保护胃黏膜免受坚硬食物的机械性损伤；③黏液呈中性或弱碱性，可降低胃液的酸度，减弱胃蛋白酶的活性；④黏液具有较高的黏滞性，在胃黏膜表面形成的黏液层能减慢胃腔中的 H^+ 向胃壁扩散速度。

由于黏液的黏滞性和形成凝胶的特性，可在胃黏膜表面形成一层约 0.5mm 厚的黏液凝胶保护层。当胃腔内 H^+ 进入黏膜层向上皮细胞扩散时，其移动速度明显减慢，并不断遇到由黏膜层上皮细胞分泌的 HCO_3^-，两种离子发生中和，形成一个跨黏液层的 pH 梯度，这个黏液 – 碳酸氢盐屏障对胃黏膜具有保护作用，虽然胃腔内 pH < 2，但胃黏膜表面部分的 pH 接近中性，可有效阻止胃内 H^+ 对胃黏膜的直接侵袭和胃蛋白酶对胃黏膜的消化作用。

许多因素如乙醇、胆盐、阿司匹林类药物、肾上腺素以及耐酸的幽门螺杆菌感染等，均可破坏或削弱胃黏膜屏障，易造成胃黏膜损伤，引起胃炎或胃溃疡。

4. 内因子 内因子是由壁细胞分泌的糖蛋白，它能与食物中维生素 B_{12} 结合形成复合物，可保护维生素 B_{12} 不被水解酶破坏，从而促进 B_{12} 在回肠的主动吸收。维生素 B_{12} 是红细胞成熟必需的辅酶，其吸收障碍可引起巨幼红细胞性贫血。

（二）胃液分泌的调节

空腹时胃只分泌少量（每小时数毫升）含黏液和少量蛋白酶但几乎无酸的胃液，称为基础胃酸分泌。进食后在神经和体液因素的调节下，胃液大量分泌，称为消化期胃液分泌。进食是胃液分泌的自然刺激物。

1. 促进胃酸分泌的内源性物质

（1）乙酰胆碱 大部分支配胃的迷走神经节后纤维末梢释放递质是 ACh。ACh 与壁细胞膜上的 M_3 受体结合，刺激壁细胞分泌盐酸。其作用可被 M 受体拮抗剂阿托品阻断。

（2）促胃液素 促胃液素是由胃窦及上段小肠黏膜的 G 细胞分泌的一种多肽激素。丙谷胺是促胃液素受体的拮抗剂。促胃液素的作用主要有：①刺激胃酸和胃蛋白酶原分泌；②刺激肠嗜铬样（enterochromaffin – like，ECL）细胞分泌组胺，间接促进壁细胞分泌胃酸；③促进消化道黏膜的生长和刺激胃、肠、胰腺蛋白质合成，即营养作用；④加强胃肠运动和胆囊收缩，促进胰液、胆汁的分泌。

（3）组胺 组胺主要是由胃泌酸区黏膜的 ECL 细胞释放，通过局部扩散作用于邻近壁细胞膜上的 H_2 受体，刺激胃酸分泌。H_2 受体的阻断剂如西咪替丁可阻断组胺与壁细胞的结合而抑制胃酸分泌。

此外，ECL 细胞膜上具有促胃液素受体和 M 型胆碱能受体，乙酰胆碱和促胃液素与受体结合可刺激 ECL 细胞释放组胺而调节胃酸的分泌。

2. 抑制胃酸分泌的内源性物质 生长抑素是由胃体、胃窦和小肠黏膜内 D 细胞分泌的肽类激素，它对胃酸分泌具有很强的抑制作用。抑制胃酸分泌的内源性物质还包括前列腺素（PGE_2、PGI_2）、抑胃肽以及上皮生长因子等。

3. 消化期胃液分泌的调节 进食后胃液分泌的调节，可按刺激部位的不同人为地划分为三期：即头期、胃期和肠期。实际上，进食时这三个时期几乎是同时开始、互相重叠的，而且都受到神经和体液因素的双重调节，但头期主要受神经调节，而肠期则以体液调节为主（图 6 – 3）。

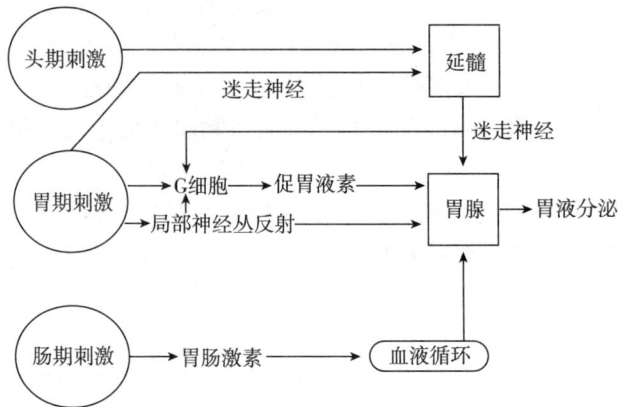

图 6-3 消化期胃液分泌的调节

（1）头期 头期胃液分泌是指在咀嚼、吞咽时，由来自头部感受器的传入冲动而引起的胃液分泌。头期胃液分泌是通过条件反射和非条件反射实现的，这些反射的传出神经都是迷走神经，迷走神经兴奋可使胃液分泌增加。

头期胃液分泌持续时间较长，可长达 2~4h；其特点是分泌量多，占整个消化期胃液分泌量的 30%；酸度和胃蛋白酶原的含量均很高；消化能力强。

（2）胃期 食物入胃后，食物的机械和化学刺激通过以下三种机制继续引起胃液分泌：①食物机械性扩张刺激胃底、胃体部的感受器，经迷走－迷走神经反射和壁内神经丛的短反射，直接或间接通过促胃液素引起胃液分泌；②扩张胃幽门部，通过壁内神经丛作用于 G 细胞引起促胃液素的释放；③蛋白质的消化产物（肽和氨基酸）直接作用于 G 细胞，通过释放促胃液素引起胃液的分泌。胃期胃液分泌量占消化期总分泌量的 60%，酸度高，但胃蛋白酶原的含量比头期少，故消化力比头期弱。

（3）肠期 食糜进入十二指肠后，作用于十二指肠黏膜，后者释放促胃液素及肠泌酸素，促进胃液分泌。另外，小肠内的消化产物氨基酸被吸收后通过血液循环作用于胃腺，也能刺激胃液分泌。肠期胃液分泌的特点是量少，只占整个消化期分泌总量的 10% 左右，总酸度和胃蛋白酶原含量均低。

4. 消化期抑制胃液分泌的因素 消化期胃液分泌实际是兴奋性和抑制性因素共同作用的结果。抑制胃酸分泌的因素除了精神、情绪因素外，主要有盐酸、脂肪和高张溶液。

（1）盐酸 盐酸是胃腺活动的产物，但当胃窦 pH≤1.2~1.5 或十二指肠内的 pH≤2.5 时，盐酸对胃腺活动又产生抑制作用。这种负反馈调节有助于防止胃酸过度分泌，对胃肠黏膜具有保护意义。

（2）脂肪 脂肪及其消化产物进入小肠后，刺激小肠黏膜释放促胰液素、胆囊收缩素、肠抑胃肽、血管活性肠肽和胰高血糖素等，这些激素具有抑制胃液分泌和胃运动作用，这类激素统称肠抑胃素。

（3）高张溶液 十二指肠内的高渗溶液可通过肠－胃反射抑制胃液分泌，以及通过刺激小肠黏膜释放一种或几种胃肠激素而抑制胃液分泌。

各种抑制因素对胃液分泌的抑制作用是短暂和间断的。随着各种消化产物被吸收，以及肠内盐酸、高渗溶液被消化液中和与稀释，肠内抑制胃液分泌的因素又被消除。上述诸种因素在抑制胃液分泌的同时还能抑制胃的运动和排空，因而可保证胃内食糜输送到小肠的速度不会超过小肠消化和吸收能力，并可防止酸和高渗溶液引起的十二指肠黏膜损伤。

二、胃的运动

消化期胃运动主要功能是容纳摄入的食物，对食物进行机械性消化，使之与胃液充分混合，成为食糜向十二指肠排出。胃底和胃体上 1/3（也称头区）运动较弱，主要是容纳食物，胃体的远端和胃窦（也称尾区）则有较明显的运动。

（一）胃运动的形式

1. 容受性舒张　当咀嚼和吞咽时，食物对咽、食管的刺激可反射性地引起胃头区肌肉的舒张，称为容受性舒张（receptive relaxation）。容受性舒张使胃腔容量由空腹时约 50ml 增加到进食后的 1.5L，其主要作用是接纳和贮存食物，而胃内压变化不大，可防止食糜过早排入到十二指肠，有利于食物在胃内消化。

2. 紧张性收缩　紧张性收缩是消化道平滑肌共有的运动形式。这种收缩使胃腔内具有一定的压力，有助于胃液渗入食物促进消化，并协助推动食糜移向十二指肠，还可使胃保持一定的形状和位置。

3. 蠕动　食物进入胃后约 5min，胃即开始蠕动。蠕动波起于胃体中部，逐步向幽门方向推进，频率为 3 次/分。胃蠕动的生理意义在于使食物和胃液充分混合，以利于胃液对食物的化学性消化，也有利于将食物进一步磨碎，并将食糜由胃排入十二指肠内。

（二）胃的排空及其影响因素

食糜由胃排入十二指肠的过程称为胃的排空。一般在食物入胃后 5min 即有部分食糜被排入十二指肠。影响胃排空的因素有以下几种。

1. 食糜的理化性状　一般而言，液体食物的排空远比固体食物快，等渗溶液比高渗溶液排空快。在三种主要食物成分中，糖类排空最快，蛋白质次之，脂类最慢。混合食物由胃完全排空需 4~6h。

2. 排空速率　胃排空的动力是胃内压与十二指肠内压之差。因此，胃排空的速率受来自胃和十二指肠两方面因素的控制。

胃的内容物对胃壁的机械扩张使胃运动增强，胃排空加快，一般来说，胃排空的速率与胃内食物量的平方根成正比。食物的扩张刺激和消化产物还可引起促胃液素的释放，后者能增强胃体和胃窦的收缩，促进胃排空，但促胃液素又能增强幽门括约肌收缩，其综合效应是延缓胃排空。

食糜中的盐酸、脂肪及蛋白质消化产物、高渗溶液以及机械性扩张可刺激十二指肠壁上的感受器，反射性地抑制胃运动，使胃排空减慢，这种反射称为肠–胃反射。胃内食糜，特别是胃酸和脂肪进入十二指肠后，还可刺激小肠上段黏膜释放肠抑胃素，抑制胃运动和胃排空。

随着盐酸在肠内被中和、食物消化产物被吸收，十二指肠对胃排空的抑制作用逐渐消失，胃运动又增强起来，并推送另一部分食糜进入十二指肠。可见，胃的排空是间断性的，胃内因素促进胃排空，十二指肠内因素抑制胃排空，两者互相更替，自动控制胃排空，使胃排空能适应十二指肠内消化和吸收的速度。

（三）呕吐

呕吐是机体将胃及上段小肠的内容物从口腔猛力驱出的动作。机械和化学的刺激作用于舌根、咽部、胃肠、胆总管、泌尿生殖道等处的感受器都可引起呕吐。此外，视觉和内耳前庭的位置的改变，也可以引起呕吐。

呕吐时，胃和食管下端舒张，膈肌和腹肌猛烈收缩，从而挤压胃内容物经食管进入口腔。呕吐前通常还发生上段小肠强烈的逆蠕动，可推进小肠部分内容物入胃，所以呕吐物中常混有胆汁及小肠液。

呕吐是一种具有保护意义的防御性反射，它可把胃内有害的物质排出。但剧烈而频繁的呕吐会影响进食和正常的消化活动，而且大量消化液丢失，会导致机体脱水和电解质平衡的紊乱。

第三节　小肠内消化

食糜由胃进入十二指肠，开始小肠内的消化。食物在小肠内停留的时间因食物的性质不同而不同，一般为 3 ~ 8h。食物通过小肠时，在胰液、小肠液及胆汁的化学性消化以及小肠运动的机械性消化的作用下，消化过程基本完成。经过消化的营养物质也大部分在小肠被吸收，剩余的食物残渣进入大肠。小肠是消化与吸收最重要的部位。

一、胰液的分泌

（一）胰液的性质、成分和作用

胰腺外分泌部主要由胰腺的腺泡及分泌导管组成，分泌的胰液经导管流入十二指肠。胰液是无色碱性液体，pH 为 7.8 ~ 8.4，渗透压与血浆相等，每日分泌量为 1 ~ 2L。胰液的成分包括无机物和有机物。无机物主要由导管上皮细胞分泌，有水和 Na^+、K^+、HCO_3^- 和 Cl^- 等离子，主要起作用的电解质是 HCO_3^-，其主要作用是中和进入十二指肠的胃酸，保护小肠黏膜免受强酸的侵蚀以及为小肠内多种消化酶的活动提供适宜的 pH 环境。

胰液中的有机物主要是由腺泡细胞分泌的多种消化酶，包括蛋白水解酶、淀粉酶、脂肪酶等，对食物消化起重要作用。

1. 胰淀粉酶　胰淀粉酶将淀粉、糖原及大多数其他碳水化合物水解为二糖及少量三糖，但不能水解纤维素。

2. 胰脂肪酶　胰脂肪酶可分解甘油三酯为脂肪酸、甘油一酯及甘油，此作用需要在胰腺分泌的辅脂酶存在的条件下才能发挥。

3. 蛋白水解酶　主要有胰蛋白酶、糜蛋白酶和羧基肽酶等，它们均以无活性的酶原形式贮存于腺泡细胞内。胰蛋白酶原在肠液中的肠激酶的作用下，转变为有活性的胰蛋白酶。此外，胃酸、胰蛋白酶本身以及组织液也能使胰蛋白酶原激活。糜蛋白酶原是在胰蛋白酶作用下激活为有活性的糜蛋白酶，胰蛋白酶和糜蛋白酶都能将蛋白质分解成胨和胨，它们共同作用可把蛋白质分解为小分子的多肽和氨基酸。

在正常情况下，胰液中的蛋白水解酶并不消化胰腺本身，这是由于它是以无活性的酶原形式分泌的。此外，腺泡细胞还分泌胰蛋白酶抑制物。胰蛋白酶抑制物可以和胰蛋白酶结合成无活性的化合物，从而防止少量胰蛋白酶原在胰腺内被激活而发生自身消化。急性胰腺炎时，大量胰液淤积于胰腺的受损区，胰蛋白酶抑制物的作用受到破坏，使胰蛋白酶原及磷脂酶 A_2 迅速激活，胰蛋白酶的自身催化、激活的其他蛋白水解酶和磷脂酶 A_2 可在短时间内引起大量胰腺组织破坏或被消化。

胰液中含有上述三种主要营养物质的水解酶，因此，胰液是所有消化液中消化食物最全面、消化力最强的一种消化液。当胰腺分泌发生障碍时，会明显影响蛋白质和脂肪的消化和吸收，但糖的消化一般不受影响。

（二）胰液分泌的调节

在消化间期，胰液不分泌或很少分泌。进食是引起胰液分泌的自然刺激，可使胰液分泌增加。胰液分泌调节也可分为头期、胃期和肠期，头期主要是神经调节，胃期和肠期以体液调节为主（图6-4）。

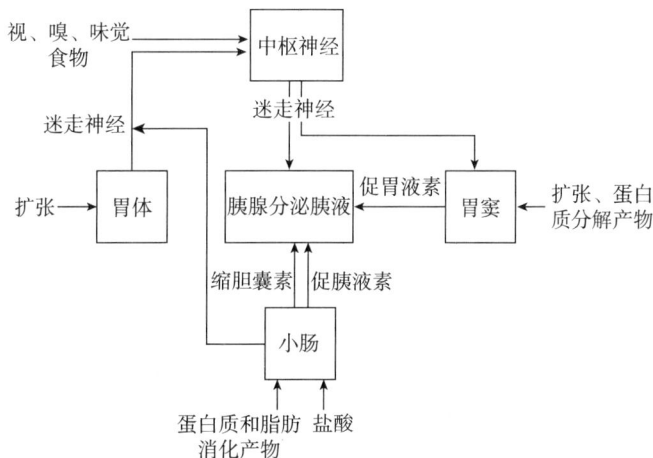

图6-4 胰液分泌的神经和体液调节

1. 头期的胰液分泌 食物的色、香、味对感觉器官的刺激或食物对口咽部的刺激，可通过条件反射和非条件反射引起胰液分泌。反射的传出神经为迷走神经。迷走神经主要通过其末梢释放的 ACh 直接或间接作用于胰腺引起胰液分泌。头期胰液分泌量占消化期胰液分泌量的20%左右，此期的特点是胰液中水分和碳酸氢盐量较少，而酶的含量很丰富。

2. 胃期的胰液分泌 食物扩张胃，通过迷走-迷走反射引起含酶多但液体量少的胰液分泌。食物扩张胃以及蛋白质消化产物也可刺激胃窦黏膜分泌促胃液素，间接引起含酶多、但液体量少的胰液分泌。此期胰液分泌量占消化期胰液分泌量的5%～10%。

3. 肠期的胰液分泌 肠期的胰液分泌量最多，占消化期胰液分泌量的70%，碳酸氢盐量和酶含量也高。进入十二指肠的各种食糜成分，特别是蛋白质、脂肪的水解产物对胰液分泌具有很强的刺激作用，参与这一时相调节胰液分泌的因素主要是促胰液素和胆囊收缩素。

（1）促胰液素　促胰液素是由小肠上段黏膜内的 S 细胞分泌的。盐酸是引起促胰液素释放的最强的刺激因素，其次是蛋白质分解产物和脂肪酸，糖类几乎没有作用。促胰液素主要作用于胰腺小导管的上皮细胞，使其分泌大量的水分和碳酸氢盐，而酶的含量不高。

（2）胆囊收缩素　胆囊收缩素（cholecystokinin，CCK）是由小肠上段黏膜中 I 细胞释放的一种肽类激素。引起 CCK 释放的因素由强到弱分别为蛋白质分解产物、脂肪酸、盐酸、脂肪，糖类没有作用。CCK 的主要作用是促进腺泡细胞分泌消化酶及促进胆囊平滑肌收缩，并对胰腺组织具有营养作用。促胰液素和 CCK 共同作用于胰腺时具有协同作用。

二、胆汁的分泌和排出

（一）胆汁的性质、成分和作用

胆汁是由肝细胞生成的，正常成人每日分泌胆汁 800～1000ml。由肝细胞直接分泌的胆汁（肝胆汁）呈金黄色，pH 约 7.4；在胆囊中贮存的胆汁因被浓缩，颜色加深且变为弱酸性。胆汁的成分 97% 是水，还含有胆盐、胆固醇、胆色素、卵磷脂等有机物及 Na^+、K^+、HCO_3^- 等无机物，不含消化酶。胆盐是胆汁参与消化和吸收的主要成分。胆色素是血红蛋白的分解产物，包括胆红素及其氧化物 – 胆绿素。胆色素的种类和浓度决定了胆汁的颜色。

（二）胆汁的作用

1. 乳化脂肪，促进脂肪的消化分解　胆汁中的胆盐、胆固醇和卵磷脂等作为乳化剂，降低脂肪的表面张力，使脂肪裂解为脂肪微滴，分散在肠腔内，从而增加了胰脂肪酶的作用面积，使其分解脂肪的作用加速。

2. 促进脂肪的吸收　胆盐达到一定浓度可聚合成微胶粒，微胶粒可与脂肪分解产物结合形成水溶性复合物，运载不溶于水的脂肪分解产物通过肠上皮表面静水层到达肠黏膜，促进脂肪的吸收。

3. 促进脂溶性维生素的吸收　胆汁通过促进脂肪分解产物的吸收，对脂溶性维生素 A、D、E、K 的吸收也有促进作用。

此外，胆汁在十二指肠还可以中和一部分胃酸，胆盐在小肠内被吸收回到肝脏后有促进胆汁分泌的作用。

（三）胆汁的分泌、排放及其调节

1. 胆汁的分泌和排放　肝细胞分泌胆汁是持续进行的，在消化间期，肝脏分泌的胆汁大部分进入胆囊贮存，仅少量间断地进入小肠。在消化期，胆汁可直接由肝脏以及胆囊排入十二指肠。胆囊被摘除后，小肠内消化和吸收并无明显影响，这是因为肝胆汁可以直接流入小肠的缘故。

2. 胆汁分泌与排放的调节　胆汁的分泌和排放受神经和体液调节，但以体液调节为主。进食动作或食物对胃和小肠的刺激可通过神经反射引起肝胆汁分泌少量增加，胆囊收缩也轻度加强。体液因素中，胆囊收缩素可引起胆囊的强烈收缩和 Oddi 括约肌舒张，促进胆囊胆汁的大量排放；促胃液素可作用于肝细胞和胆囊，促进胆汁的分泌和胆囊的收缩；促胰液素也有一定的刺激肝胆汁分泌的作用；进入小肠的胆盐90%以上被回肠末端黏膜吸收入血，由门静脉回到肝脏，再组成胆汁分泌入肠，这个过程叫胆盐的肠肝循环。每次进餐后可进行2~3次肠肝循环，具有促进胆汁分泌的作用。

三、小肠液的分泌

小肠内有十二指肠腺和小肠腺。十二指肠腺分布于十二指肠黏膜下层，分泌富含黏液和水的碱性液体，保护十二指肠黏膜免受消化液和胃酸的侵蚀。小肠腺分布于小肠的黏膜层内，分泌含大量水和电解质的等渗液，构成小肠液主要部分。

小肠液是一种弱碱性液体，pH约为7.6，渗透压与血浆相等，成人每日分泌量为1~3L。小肠液可以稀释消化产物，使其渗透压下降，有利于吸收。小肠液分泌后又很快被绒毛重吸收，这种液体的交流为小肠内营养物质的吸收提供了条件。小肠腺分泌入肠腔内的消化酶可能只有肠激酶一种，它能激活胰蛋白酶原。

四、小肠的运动

（一）小肠运动的形式

1. 紧张性收缩 小肠平滑肌的紧张性收缩是小肠其他运动有效进行的基础。紧张性收缩使小肠平滑肌保持一定的紧张性，从而保持肠道的一定压力和形状，有助于肠内容物的混合，使食糜与肠黏膜密切接触，有利于食糜成分的吸收。

2. 分节运动 当小肠被食糜充盈时，肠壁的牵张刺激可引起该段肠管一定间隔距离的环行肌同时收缩，将小肠分成许多邻接的小节段；随后，原来收缩的部位发生舒张，而原来舒张的部位发生收缩。如此反复进行，使小肠内的食糜不断地被分割，又不断地混合。小肠的这种运动形式称为分节运动。分节运动的主要作用是使食糜与消化液充分混和，并使食糜与肠壁紧密接触，有利于消化和吸收，但并不明显地推进食糜。

3. 蠕动 蠕动是由纵行肌和环形肌协调的顺序舒缩引起的，是一种推进性波形运动。小肠蠕动波传播速度为0.5~2cm/s。蠕动波在小肠上段传播较快，在小肠下段较慢，通常传播数厘米便消失。蠕动的意义在于把食糜向前推进一步，使之继续进行分节运动。

（二）小肠运动的调节

小肠内容物的机械性和化学性刺激，以及肠管扩张，都可通过局部神经反射引起小肠蠕动加强。一般情况下，副交感神经兴奋可加强小肠的运动，交感神经兴奋则抑制小肠运动。促胃液素、胆囊收缩素、胃动素、5-羟色胺等可增强小肠运动。促胰液素、血管活性肠肽和胰高血糖素能抑制小肠运动。

第四节 大肠内消化

大肠没有重要的消化功能，其主要功能是吸收水分、无机盐及由大肠内细菌合成的维生素B、K等物质，贮存食物残渣并形成粪便。

一、大肠液的分泌及大肠内细菌的活动

大肠液是大肠黏膜表面的柱状上皮和杯状细胞分泌的。大肠液富含黏液和碳酸氢盐，pH 为 8.3 ~ 8.4，是一种碱性的黏性液体。大肠黏液可润滑粪便，减少食物残渣对肠黏膜的摩擦。

大肠内的细菌来自空气和食物。大肠内细菌种类多，数量巨大。大肠内细菌能利用肠内较简单的物质合成维生素 B 复合物和维生素 K，对人体有营养作用。

二、大肠的运动和排便

（一）大肠运动的形式

1. 袋状往返运动　是由环行肌的收缩所引起，它使结肠袋中的内容物向两个方向做短距离的位移，而非推进运动，可使肠黏膜与肠内容物充分接触，有利于大肠对水和无机盐的吸收。

2. 分节推进和多袋推进运动　分节推进运动是指环行肌有规则地收缩，将一个结肠袋的内容物推移到邻近肠段，收缩结束后，肠内容物不返回原处；如果在一段结肠壁上同时发生多个结肠袋收缩，则称多袋推进运动。

3. 蠕动和集团蠕动　短距离的蠕动常见于远端结肠，其传播速度很慢（约 5cm/h）。大肠还有一种行进很快、向前推进距离很长的强烈蠕动，称为集团蠕动，它可将肠内容物从横结肠推至乙状结肠或直肠。

（二）排便

食物残渣在大肠内停留时，一部分水被吸收，同时经过大肠内细菌的发酵与腐败作用以及大肠黏液的黏结作用，形成粪便。饮食纤维不能被人体消化吸收，但由于它可吸收水分，所以可使粪便的体积增大、变软，并能刺激大肠运动，使粪便在大肠内停留的时间缩短，从而减少粪便中有害细菌所产生的毒素或有害代谢产物与肠壁接触的时间。因此，增加饮食中纤维素的含量可以预防便秘，增进健康。

大肠的粪便通常存留在乙状结肠，直肠内通常是没有粪便的。当集团蠕动将粪便推入直肠时，可刺激直肠壁感受器，传入冲动到达脊髓腰骶段的初级排便中枢，并上传至大脑皮层产生便意。如果环境许可，皮层发出下行冲动到脊髓初级排便中枢，传出冲动经盆神经引起降结肠、乙状结肠和直肠收缩，肛门内括约肌舒张；同时肛门外括约肌舒张，粪便被排出体外。此外，腹肌和膈肌收缩也能促进粪便的排出。如果环境不许可，阴部传出神经兴奋，外括约肌仍维持收缩，几分钟后排便反射便消失。

第五节　吸　　收

一、吸收的部位

食物在口腔和食管内几乎不被吸收。胃仅吸收少量高度脂溶性的物质（如乙醇）及某些药物（如阿司匹林）等。一般认为，糖类、蛋白质和脂肪的消化产物大部分是在十二指肠和空肠吸收的，回肠有其独特的功能，即主动吸收胆盐和维生素 B_{12}。对于

大部分营养成分，当它们到达回肠时，通常已被吸收完毕，大肠主要吸收水和无机盐。因此，小肠是吸收的主要部位。

小肠发挥吸收作用的有利条件：①小肠内，糖类、蛋白质、脂类已消化为可吸收的物质；②小肠的吸收面积大，小肠黏膜形成许多环行皱襞，皱襞上有许多绒毛，绒毛的上皮细胞上有许多微绒毛，使小肠黏膜的表面积增加 600 倍，达到 $200 \sim 250m^2$；③小肠绒毛内有毛细血管、毛细淋巴管、平滑肌纤维及神经纤维网，消化期间小肠绒毛的节律性伸缩与摆动，可促进绒毛内的血液和淋巴流动，有利于吸收；④食物在小肠内停留的时间较长，一般为 3~8h。

二、主要营养物质在小肠内的吸收

（一）糖的吸收

食物中的糖类一般须被分解为单糖后才能被吸收，肠道中的单糖主要是葡萄糖、半乳糖和果糖。葡萄糖和半乳糖是通过同向转运机制吸收的。在肠绒毛上皮细胞的基底侧膜上 Na^+ 泵作用下细胞内低 Na^+；在其顶端膜上存在有 Na^+ – 葡萄糖和 Na^+ – 半乳糖同向转运体，Na^+ 依靠细胞内、外的浓度差进入细胞，释放的势能将葡萄糖或半乳糖转运入细胞，然后通过基底侧膜上葡萄糖转运体以易化扩散方式转运至细胞间液，再进入血液。果糖是通过易化扩散进入肠绒毛上皮细胞。

（二）蛋白质的吸收

蛋白质分解产物，包括二肽、三肽以及氨基酸的吸收类似葡萄糖的吸收，即通过继发性主动转运而被吸收。绒毛上皮细胞的顶端膜上存在多种 Na^+ – 氨基酸和 Na^+ – 肽同向转运体，它们将蛋白质分解产物转运入细胞，然后经过基底侧膜上的氨基酸或肽转运体以易化扩散的方式进入细胞间液，然后进入血液。

（三）脂类的吸收

脂类的消化产物与胆汁中胆盐结合形成混合微胶粒，后者通过小肠表面的静水层到达微绒毛，并释放出脂类消化产物，后者顺浓度梯度扩散入细胞内后再发生酯化形成乳糜微粒，后者再通过出胞过程进入绒毛内的乳糜管。少于 10~12 个碳原子的中、短链脂肪酸是水溶性的，可直接扩散进入绒毛内毛细血管。

（罗海兵）

第七章 | 能量代谢与体温

第一节 能量代谢

新陈代谢（metabolism）是生命活动的基本特征之一，也是实现内环境稳态的基本途径。新陈代谢包括合成代谢和分解代谢两个方面，前者是指生物体从外界摄取营养物质以合成自身的结构成分或更新衰老的组织，并储存能量的过程；后者是指机体不断氧化分解体内能量储备物质和组织成分，并释放能量供给机体利用的过程。在新陈代谢过程中，物质的合成、分解与能量的消耗、产生是密不可分的。通常将物质代谢过程中所伴随着的能量的产生、贮存、转移、释放和利用称为能量代谢。

一、食物的能量转化

（一）能量转化和利用

自然界中存在有多种能量形式，如热能、电能、机械能等。由于机体不具备将这些能量转换成机体可利用能量形式的基础，因此不能利用这些能量，而唯一能利用的是食物中蕴藏的化学能。糖、蛋白质和脂肪等营养物质可以在细胞内被氧化并释放能量，其中50%的能量转化为热能，用于维持体温；其余不足50%的能量并不直接被细胞利用，而是用于合成含有高能磷酸键的高能磷酸化合物。体内最主要的高能磷酸化合物是三磷酸腺苷（adenosine triphosphate，ATP）。ATP广泛存在于人体的一切细胞内，是几乎所有细胞生理活动的直接能量来源，机体利用ATP合成细胞组成成分、驱动物质的跨膜主动转运、肌肉运动和腺体分泌、维持细胞膜电位及神经传导。ATP在机体生命活动中不断地被消耗，同时又在糖、蛋白质和脂肪氧化过程中不断得到补充，因此，ATP既是体内的直接供能物质，又是能量的贮备形式。

（二）糖、脂肪、蛋白质的能量转化

1. 糖 糖在人体的组成成分中所占比例不到1%，但却是机体主要的供能物质。按照我国居民的膳食结构，一般情况下，机体所需能量的50%~70%是由糖提供的，其余能量来源于脂肪等物质。

2. 脂肪 脂肪约占体重的20%，是机体最大的能量贮存库。1g脂肪在体内氧化所释放的能量约为1g糖氧化时释放能量的2倍多，因此脂肪也是机体重要的供能物质。通常成人储备的肝糖原在饥饿24h后即被消耗，而储存的脂肪提供的能量可供机体使用30天左右。

3. 蛋白质 蛋白质的基本组成单位是氨基酸。体内氨基酸主要用于合成细胞成分，为机体提供能量的作用不大。只有在某些特殊情况下，如长期饥饿、疾病或体力极度

消耗时，体内的糖和脂肪被大量消耗，为维持机体的正常功能活动，机体才会分解组织中的蛋白质，利用氨基酸氧化供能。

二、影响能量代谢的因素

机体每天摄取的营养物质氧化分解所释放的总能量最终转化为：①热能；②完成机械外功；③化学储备能。根据能量守恒定律，单位时间释放的能量，等于单位时间内消耗的能量（即能量代谢率），包括以上三者之和。影响能量代谢的主要因素有肌肉活动、精神紧张、食物的特殊动力效应及环境温度等。

（一）肌肉活动

肌肉活动是影响能量代谢最显著的因素。机体任何轻微的活动都会导致耗氧量显著增加，能量代谢率增加。这是因为肌肉活动需要能量供给，而能量则来自营养物质的氧化。运动或劳动时耗氧量可达安静时的 10~20 倍。

（二）精神活动

脑血流量大，代谢水平很高。但在睡眠中和在精神活动活跃情况下，脑中能量代谢率却几乎没有差异。人在平静思考问题时，产热量增加一般不超过 4%，但在精神处于紧张状态，如烦恼、恐惧或强烈的情绪激动时，由于随之而出现的无意识的肌紧张等原因，能量代谢率可显著增加。

（三）食物的特殊动力效应

人在进食后 1h 左右开始，延续到 7~8h，即使处于安静状态，机体的能量代谢率也要比进食前有所增加。进食能刺激机体额外消耗能量的作用，称为食物的特殊动力效应。蛋白质的食物特殊动力效应为 30%，糖和脂肪分别为 6% 和 4%。

（四）环境温度

环境温度在 20~30℃时机体能量代谢率最为稳定，当环境温度低于体温时，机体通过寒战、肌肉紧张性增强等使代谢率升高；环境温度低于 20℃时，代谢率即开始增加；10℃以下时，显著增加；当环境温度超过体温后，代谢率也增加，温度每升高 1℃，机体的代谢率增加 14%。

三、基础代谢

基础代谢是指基础状态下的能量代谢。单位时间内的基础代谢称为基础代谢率（basal metabolism rate，BMR）。所谓基础状态，是指人体在清晨、清醒、静卧、全身肌肉放松、空腹（禁食 12h 以上）、室温 20~25℃、前夜睡眠良好、测定时无精神紧张的状态，在这种状态下，体内能量消耗只用于维持心跳、血液循环、呼吸及神经活动等基本的生命活动，这种状态下，基础代谢是比较稳定的。

第二节 体温及体温调节

鸟类和哺乳动物体内有完善的休温调节机构，体温不因外界气温变化或机体活动情况的变化而发生显著的变化，故称恒温动物。爬行类、两栖类等低等动物的体温随环境温度的变化而变化，故称变温动物。体温的稳定是保证机体新陈代谢和一切生命活动正常进行的必要条件。

一、体温的概念及其正常值

（一）体核温度和体表温度

通常所说的体温是指心、肺、脑、腹腔内脏等机体深部组织的平均温度，即体核温度。体核温度比较稳定，昼夜变化幅度较小。由于代谢水平不同，体内各器官的温度略有差异。安静时，肝脏代谢最活跃，温度最高，约为 38℃；其次是脑，温度接近38℃；直肠温度最低。

临床上通常用腋窝、口腔和直肠等部位的温度来反映体温。直肠的封闭性好，不易受到外界环境温度的影响，比较接近体核温度，正常值为 36.9 ~ 37.9℃；口腔温度的正常值为 36.7 ~ 37.7℃，因其测量比较方便，是常用的体温测量方法；腋窝是临床最为常用的测温部位，腋窝温度正常值为 36.0 ~ 37.4℃，但腋窝不是密闭体腔，易受环境温度、出汗和测量姿势的影响，不易正确测定。故测定腋窝温度的时间至少需要持续 10min 左右，并需要保持腋窝干燥状态。

体表温度是指人体外周组织即表层的温度，包括皮肤、皮下组织和肌肉的温度。其中最外层皮肤表面的温度，称为皮肤温度。体表温度不稳定，易受环境温度和体温调节反应等因素的影响，特别是皮肤和四肢末端的温度波动幅度较大。

（二）体温的正常变动

在生理情况下，人的体温受昼夜、年龄、性别等因素的影响而发生变化，但变化幅度小，一般不超过 1℃。

1. 昼夜节律 人的体温呈周期性昼夜波动。清晨 2 ~ 6 时最低，午后 1 ~ 6 时最高，波动幅度一般不超过 1℃，体温的这种昼夜的周期性波动称为昼夜节律。

2. 性别 成年女子的体温平均比男子高约 0.3℃。女子的基础体温随月经周期而发生规律性变动，在月经期和月经的前半期较低，排卵日最低，排卵后体温升高约0.3 ~ 0.6℃，一直持续到下次月经开始。

3. 年龄 体温与年龄有关。儿童的体温较高，老年人的体温较低。新生儿，尤其是早产儿，因其体温调节机构发育还不完善，调节体温的能力差，所以他们的体温容易受环境因素的影响而波动。

4. 肌肉活动 肌肉活动时代谢增强导致产热量增加，体温升高。肌肉运动后，体温可升高 1 ~ 2℃。

5. 其他因素 情绪激动、精神紧张、进食及甲状腺激素增多等因素都会使体温升高。

二、机体的产热与散热

正常体温相对稳定，维持在 36 ~ 37℃左右。体温的相对稳定是因为机体存在体温调节机制。在体温调节机制的调控下，机体产热和散热之间处于动态的平衡，称为体热平衡。

（一）产热过程

1. 主要产热器官　机体的热量是三大营养物质在各组织器官中进行分解代谢时产生的，由于各器官的代谢水平不同，产热量有较大差异。肝脏和骨骼肌是机体主要的产热器官。安静状态下，肝脏作为人体代谢最旺盛的器官，产热量最大。机体剧烈运动或在寒冷环境中骨骼肌发生紧张性收缩时，骨骼肌的产热量成为体内热量主要来源。

2. 机体的产热形式　在寒冷环境中，机体产热量显著增加，机体主要依靠寒战产热和非寒战产热两种形式来增加产热量。

（1）寒战产热：寒战是指在寒冷环境中骨骼肌发生不随意的节律性收缩，是机体效率最高的产热方式。寒战时屈肌和伸肌同时收缩，不做外功，所消耗的能量全部转变为热能，因此产热量大，此时机体代谢率可增加 4～5 倍，有利于维持机体在寒冷环境中的体热平衡。

（2）非寒战产热：在寒冷环境中，机体通过提高代谢率来增加产热的现象称为非寒战产热，又称代谢产热。此种产热以褐色脂肪组织的产热量为最大，约占非寒战产热总量的 70%。由于新生儿不能发生寒战，所以非寒战产热对于新生儿来说意义尤为重要。

3. 产热活动的调节　产热活动受神经、体液因素的调节。

（1）神经因素：当寒冷信息通过传入神经传至下丘脑体温调节中枢，一方面通过交感神经－肾上腺髓质系统的活动，使肾上腺素和去甲肾上腺素释放增多，使机体的代谢活动增强，增加非寒战产热；另一方面通过躯体运动神经的活动，使骨骼肌的紧张性增强，甚至出现寒战，进一步增加产热。

（2）体液因素：甲状腺激素是刺激机体产热的重要体液因素。甲状腺激素可提高能量代谢率，使产热量增加，其特点是作用缓慢但持久。肾上腺素和去甲肾上腺素也可刺激产热，其特点是起效快，但维持时间短。

（二）散热过程

1. 散热的主要方式　机体的大部分热量产自深部器官，然后由深部组织器官转移到皮肤并散发到周围环境中，所以人体主要的散热器官是皮肤。当环境温度低于体表温度时，大部分体热通过皮肤以辐射、传导和对流等方式散失到周围环境中，小部分体热随呼出气、尿、粪等排泄物散失。

（1）辐射散热　辐射散热是人体以红外线的形式将热量转移给邻近较冷物体的散热方式。在裸体情况下，约有 60% 的热量是以这种方式散失的。

（2）传导散热　机体的热量直接传给与其相接触的温度较低物体的热交换方式，称为传导散热。

（3）对流散热　对流散热是指通过气体流动来交换热量的一种散热方式。对流散热是传导散热的一种特殊形式。

以上几种散热方式是在皮肤温度高于环境温度前提下实现的，当环境温度高于或接近皮肤温度时，皮肤不仅不能散热，反而以辐射和传导方式从周围环境中获得热量，此时蒸发散热便成了唯一有效的散热方式。

（4）蒸发散热　蒸发散热是机体通过水分的蒸发来散失热量的一种方式。蒸发散热分为不感蒸发和发汗两种形式。

1）不感蒸发：通常情况下，体内有一部分水不断地从皮肤和呼吸道渗出而被蒸发，这种水分蒸发不被机体觉察，故称为不感蒸发。不感蒸发与汗腺的活动无关，也不受体温调节机制的调控。在人类不感蒸发量约为 1000ml/d，可从机体带走热量 12 ~ 16kcal/h。

2）发汗：是汗腺主动分泌汗液的过程，因为发汗是可以主观感觉到的，故汗液的蒸发又称可感蒸发。通过汗液蒸发可以有效带走身体的热量，故发汗是气温高于皮肤温度时机体散热的有效途径。

汗液中水分占 99%，固体成分不足 1%，主要是 NaCl，也有少量 KCl 及尿素等。刚从汗腺分泌出来的汗液是等渗的，在流经汗腺导管时，大部分的 Na^+ 和 Cl^- 被重吸收，因而最后排出的汗液是低渗液。因此，当人体因大量发汗而造成脱水时，常表现为高渗性脱水。

蒸发散热受环境温度、空气湿度及风速的影响。环境温度越高，发汗速度越快；空气湿度较大时，汗液不易蒸发，体热不易散发，容易发生中暑；风速大时，有利于汗液蒸发而容易散热。

2. 散热的调节　机体主要的散热部位是皮肤。皮肤通过辐射、传导、对流方式散热的多少取决于皮肤与环境之间的温度差，而皮肤的温度决定于皮肤血流量，皮肤血流量又由皮肤血管的收缩和舒张来调节。机体通过交感神经系统控制皮肤血管的口径以调节皮肤的血流量，从而改变皮肤温度使散热量适应体热平衡的要求。炎热环境中，交感神经紧张活动降低，皮肤小动脉舒张，动 - 静脉吻合支开放，使皮肤的血流量增加，因而机体深部的热量可以较多地被带到体表，使皮肤温度升高，散热作用增强；寒冷的环境中，交感神经紧张活动增强，皮肤血管收缩，皮肤血流量剧减，防止体热散失；环境温度适中（20 ~ 30℃）或机体处于安静状态，机体既无出汗，也无寒颤，仅靠调节皮肤血管口径改变皮肤血流量，通过皮肤温度调控散热量，达到体热平衡。

发汗是一种反射性的神经活动，主要的发汗中枢在下丘脑。人体的汗腺分大汗腺和小汗腺两种。大汗腺主要局限于腋窝、乳头和外阴部。小汗腺分布于全身皮肤，手掌和脚底最多，其次是头部，躯干和四肢较少。由温热刺激引起全身小汗腺分泌汗液的过程称为温热性发汗，其生理意义在于散发体热，调节体温。由精神紧张或情绪激动引起的发汗称为精神性发汗，与体温调节关系不大。

三、体温调节

当环境温度改变时，人和其他恒温动物通过体温调节中枢的活动，对产热和散热过程进行调节，从而维持体温的相对恒定，这种体温调节方式称为自主性体温调节。自主性体温调节是不随意的。此外，还有一种行为性体温调节，指机体有意识地通过改变行为而调节产热和散热的方式。例如候鸟的迁徙、动物在炎热时躲在树荫下或钻进洞穴等行为。人可表现出更为复杂的有利于保持体温恒定的行为，例如随环境冷热变化增减衣物，使用空调人工改变气候条件等。行为性体温调节是一种以自主性体温调节为基础的有意识的活动，是对自主性体温调节的补充。以下主要讨论自主性体温调节。

（一）温度感受器

温度感受器是指机体感受温度变化的感受器，根据其存在的部位分为外周温度感受器和中枢温度感受器两类。外周温度感受器是指位于中枢神经系统以外的对温度变化敏感的游离神经末梢，主要分布于皮肤、黏膜、内脏和肌肉等部位，分为冷感受器和热感受器。中枢温度感受器是指位于中枢神经系统内的对温度变化敏感的神经元，主要分布于脊髓、延髓、脑干网状结构、下丘脑、丘脑及大脑皮层等部位，有热敏神经元和冷敏神经元。

（二）体温调节基本中枢

虽然从脊髓到大脑皮层的整个中枢神经系统中都存在着与体温调节有关的中枢结构，但体温调控的主要区域位于视前区 – 下丘脑前部（preoptic – anterior hypothalamus area，PO/AH）。

体温调节系统可接受多方面的信息传入，同时也能产生多系统的输出反应，是一种高级的中枢整合机构。PO/AH 是体温调节的基本中枢，当外界环境温度变化时，一方面，皮肤温度的改变可通过血液循环引起机体深部组织温度改变，下丘脑前部 PO/AH 中的温度敏感神经元可直接感受局部脑温变化；另一方面，外周温度感受器和下丘脑以外的中枢温度感受器还将温度变化信息传送给 PO/AH。PO/AH 和中枢其他部位对信息进行整合，发出传出指令：①通过交感神经系统调节皮肤血管舒缩反应和汗腺分泌；②通过躯体运动神经改变骨骼肌的活动，如战栗等；③通过甲状腺激素、肾上腺素、去甲肾上腺素等分泌活动的改变调节机体的代谢率等。通过上述复杂的调节过程，使体温在外界环境改变时仍能维持相对稳定。

（范爱辉）

第八章 | 尿的生成和排出

机体在物质代谢中不断产生代谢终产物，还有某些摄入过多或不需要的物质，这些物质都必须被及时排出体外。肾是体内最重要的排泄器官，它的主要功能是生成尿液。通过尿的生成和排出，肾具有以下几方面的功能：①排出机体内大部分代谢终产物和进入体内的异物；②调节细胞外液量和渗透压；③维持水、电解质和酸碱平衡。肾脏除了具有排泄功能外还具有内分泌功能，它能产生多种生物活性物质，如肾素、促红细胞生成素、前列腺素和 $1,25$ − 二羟维生素 D_3 等，从而调节血压、骨髓红细胞生成、全身或局部血管活动及钙吸收等生理过程。

尿生成包括：肾小球滤过、肾小管和集合管的选择性重吸收及分泌三个基本过程。本章主要阐述尿的生成和排出。

第一节 肾脏的功能解剖及肾血流供应特征

一、肾脏的功能解剖

（一）肾单位的构成

肾脏生成尿的功能是由肾单位（nephron）和集合管共同完成的。肾单位是肾脏结构和功能的基本单位，人类两肾约有 200 万个肾单位，肾单位由肾小体和肾小管组成。肾小体又由肾小球和肾小囊构成。肾小球是一团毛细血管网，其两端分别与入球小动脉和出球小动脉相连。肾小囊有两层上皮细胞，脏层紧贴在毛细血管壁上，壁层与肾小管壁相连。两层上皮之间的腔隙称为囊腔，与肾小管管腔相通。肾小管包括近端小管、髓襻和远端小管。集合管不属于肾单位，每个集合管与多个肾单位的远端小管相连，接受来自远端小管的液体。许多集合管汇入乳头管，最后形成的尿液经肾盏、肾盂、输尿管进入膀胱，由膀胱排出体外。可将肾单位的构成总结如下。

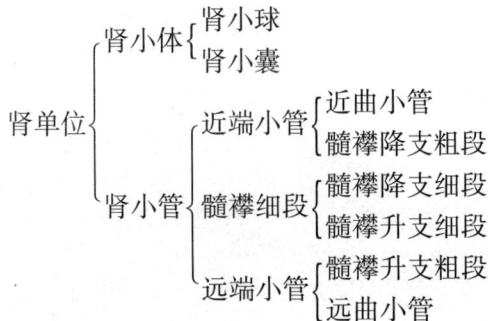

$$
肾单位
\begin{cases}
肾小体
\begin{cases}
肾小球 \\
肾小囊
\end{cases} \\
肾小管
\begin{cases}
近端小管
\begin{cases}
近曲小管 \\
髓襻降支粗段
\end{cases} \\
髓襻细段
\begin{cases}
髓襻降支细段 \\
髓襻升支细段
\end{cases} \\
远端小管
\begin{cases}
髓襻升支粗段 \\
远曲小管
\end{cases}
\end{cases}
\end{cases}
$$

（二） 皮质肾单位和近髓肾单位

肾单位按其所在部位不同分为皮质肾单位和近髓肾单位两类（图 8 - 1）。

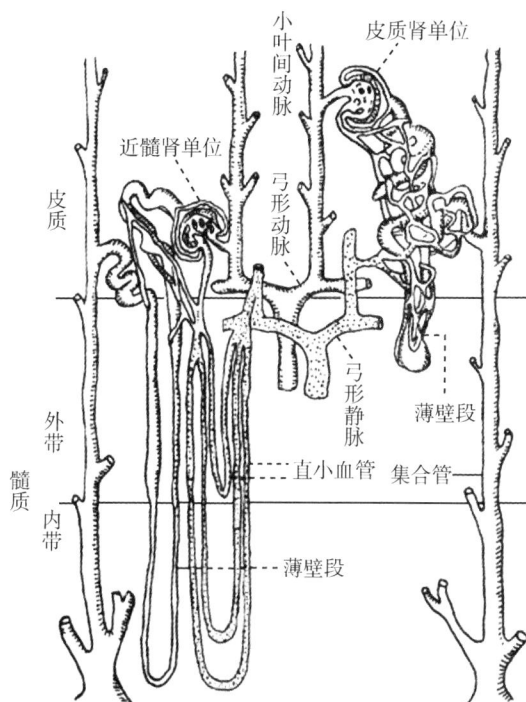

图 8 - 1 肾单位和肾血管的示意图

皮质肾单位的肾小体主要分布于外皮质和中皮质层，占肾单位总数的 85% ~ 90%。这类肾单位的肾小球体积相对较小，髓襻较短，只达外髓质层，有的甚至不到髓质。入球小动脉的口径比出球小动脉粗，两者之比约为 2:1。出球小动脉分支形成的毛细血管几乎全部分布于皮质部肾小管周围。

近髓肾单位的肾小体分布于靠近髓质的内皮质层，占肾单位总数的 10% ~ 15%。这类肾单位的肾小球体积较大，髓襻甚长，可深入到内髓质层；入球小动脉和出球小动脉的口径相当，出球小动脉进一步分支形成两种小血管，一种为网状小血管，缠绕于邻近的近曲小管或远曲小管周围；另一种是细而长的 U 字形直小血管。网状小血管有利于肾小管的重吸收，直小血管在维持肾髓质高渗中起着重要作用。

（三） 球旁器的组成及功能

一个肾单位的髓襻升支在进入肾皮质部后，在其自身肾单位的入球小动脉和出球小动脉之间通过，并与球外系膜细胞、入球小动脉和出球小动脉紧密接触，形成球旁器（juxtaglomerular apparatus）。球旁器主要分布于皮质肾单位，由球旁细胞、致密斑和球外系膜细胞组成（图 8 - 2）。球旁细胞是入球小动脉和出球小动脉中一些特殊分化的平滑肌细胞，细胞内含分泌颗粒，可合成和释放肾素。致密斑是远端小管起始部分的一小块高柱状上皮细胞构成的组织。致密斑与入球小动脉和出球小动脉相接触，可感受小管液中 NaCl 含量和小管液流量的变化，并将信息传递至球旁细胞，调节肾素的释放。球外系膜细胞是位于入球小动脉、出球小动脉和致密斑之间的一群细胞，该细胞具有吞噬和收缩等功能。

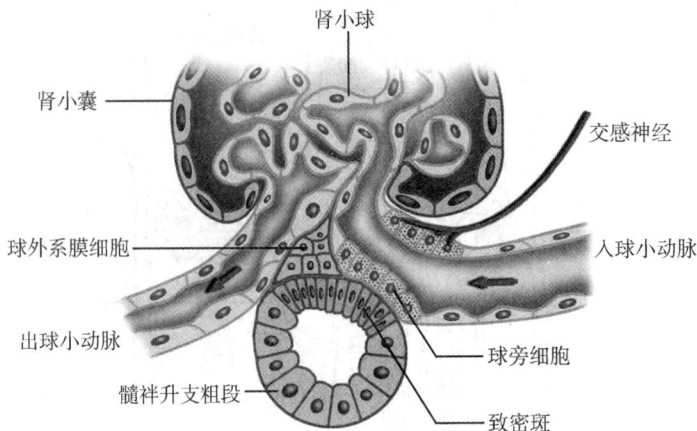

图 8 - 2　球旁器组成示意图

(四) 肾的神经支配

肾脏受交感神经支配，肾交感神经分布在肾动脉（尤其是入球小动脉和出球小动脉的平滑肌）、肾小管和球旁细胞。肾交感神经节后纤维末梢释放的递质是去甲肾上腺素，其作用是调节肾血流量、肾小球滤过率、肾小管的重吸收和肾素释放。刺激交感神经末梢，会引起肾血管的收缩，肾血流量减少，肾小管对 Na^+、Cl^- 和水的重吸收增加，肾素分泌增加。一般认为肾脏内无副交感神经末梢分布。

二、肾血液供应特点及肾血流量的调节

(一) 肾血液供应特点

肾脏的血液供应来自肾动脉，肾动脉由腹主动脉垂直分出，其分支依次形成叶间动脉、弓形动脉、小叶间动脉、入球小动脉。入球小动脉分支成肾小球毛细血管网，后者汇集成出球小动脉，出球小动脉再次分支形成肾小管周围毛细血管网或直小血管，然后汇合入肾静脉（图 8 -1）。肾脏的血液供应具有以下三个特点。

1. 肾血流非常丰富　正常成人安静时每分钟有 1.2L 血液流过两侧肾，相当于心输出量的 20% 左右，而肾脏仅占体重的 0.5% 左右，因此，肾是机体供血量最丰富的器官。肾有如此丰富的血流量是与肾的泌尿功能密切相关的。

2. 肾血流分布不均匀　肾脏各个部位的肾血流量并不相等。流经肾脏的血液 94% 分布在肾皮质层，5% ~6% 分布在外髓，其余不到 1% 供应内髓，这与髓质直小血管具有较高的阻力有关。

3. 两次流经毛细血管网　肾脏血管分布的特点是有两套相互串联的毛细血管网，即肾小球毛细血管网和肾小管周围毛细血管网，两者之间由出球小动脉相连。肾小球毛细血管网介于入球小动脉和出球小动脉之间，而且皮质肾单位入球小动脉的口径比出球小动脉的粗 1 倍，因此，肾小球毛细血管内血压较高，这有利于肾小球的滤过功能。肾小管周围毛血管网由出球小动脉分支形成，血液流经过入球小动脉和出球小动

脉时，阻力较大，故肾小管周围毛细血管网内的血压较低，且胶体渗透压较高，两者都有利于肾小管对小管液中物质的重吸收。

（二）肾血流量的调节

1. 肾血流量自身调节　安静情况下，当肾动脉灌注压在一定范围内（80 ~ 180mmHg）变动时，肾血流量能够保持相对恒定，这是肾脏的内在特性，在离体实验中也能观察到相同的结果。这种在没有外来神经支配的情况下，在动脉血压一定的变动范围内肾血流量能保持恒定的现象，称为肾血流量的自身调节。肾血流量的这种调节不仅使肾血流量保持相对恒定，而且使肾小球滤过率保持相对恒定。在自身调节范围之外，也就是肾动脉灌注压低于80mmHg或高于180mmHg时，肾血流量和肾小球滤过率将随着肾动脉灌注压的改变而发生相应的改变。

2. 肾血流量的神经和体液调节　入球小动脉和出球小动脉的平滑肌受交感神经支配。安静时，肾交感神经使平滑肌有一定程度的收缩。肾交感神经活动加强时，引起肾血管收缩，肾血流量减少。如低温、恐惧、失血、疼痛和剧烈运动时，肾交感神经活动加强，肾血流量减少，而其他重要器官如脑、心脏的血液供应增加，这对维持脑和心脏的血液供应有重要意义。体液因素中，肾上腺素、去甲肾上腺素、血管紧张素Ⅱ、血管升压素、腺苷和内皮素等都能使肾血管收缩，肾血流量减少。而前列腺素 E_2 和前列腺素 I_2、心房钠尿肽、多巴胺、组胺、一氧化氮和激肽等可使肾血管扩张，肾血流量增加。

在一般情况下，肾主要依靠自身调节来保持肾血流量的相对稳定，以维持其正常的泌尿功能。在紧急情况下，通过交感神经和一些体液因素的调节，血液重新分配，使肾血流量与全身的血液循环调节相配合。

第二节　肾小球的滤过功能

肾小球的滤过是指血液流经肾小球毛细血管时，血浆中的水分和小分子溶质通过滤过膜进入到肾小囊囊腔而形成超滤液（也称原尿）的过程。原尿为血浆的超滤液，原尿中除了蛋白质含量甚少外，其他成分和浓度都与血浆非常接近。

单位时间内（每分钟）两肾生成的超滤液量称为肾小球滤过率（glomerular filtration rate，GFR）。据测定，体表面积为 $1.73m^2$ 的个体，其 GFR 为 125ml/min 左右。故每天两肾从肾小球滤出的原尿量可高达180L。肾小球滤过率与肾血浆流量的比值称为滤过分数（filtration fraction，FF）。经测算，肾血浆流量为660ml/min，则滤过分数为：$125/660 \times 100\% = 19\%$。此值表明，流经肾的血浆约有1/5由肾小球滤出到肾小囊囊腔中形成原尿。

一、滤过膜的结构与功能

肾小球毛细血管内的血浆滤出进入到肾小囊囊腔所经过的结构称为滤过膜。肾小球滤过膜由三层结构组成：①内层是肾小球毛细血管内皮细胞，此层具有许多直径 70 ~ 90nm 的小孔，称为窗孔，小分子的溶质以及小分子量的蛋白质可以自由通过，但血细胞不能通过。②中间层是非细胞性的基膜，是滤过膜的主要滤过屏障。基膜是由胶原和糖蛋白构成的微纤维网结构，膜上有直径为 2 ~ 8nm 的多角形网孔，网孔的大小决定分子大小不同的溶质是否可以通过。③外层是肾小囊的脏层上皮细胞，上皮细胞具有足突，相互交错的足突之间形成裂隙，裂隙上有一层滤过裂隙膜，膜上有直径4~11nm的小孔，它是滤过的最后一道屏障。

滤过膜三层结构中的孔隙样结构形成了物质滤过的机械屏障，同时滤过膜各层含有许多带负电荷的物质，这些物质形成了一个强电学屏障，此两种屏障的存在决定了滤过膜对物质的通透性不仅取决于被滤过物质的分子大小，还取决于其所带的电荷。一般来说，有效半径小于2.0nm的中性物质可自由滤过；有效半径大于4.2nm的物质则几乎完全不能滤过；有效半径在2.0~4.2nm之间的物质，随着有效半径的增加，它们的滤过量逐渐降低。对于有效半径相同的分子，带正电荷的物质容易通过，带负电荷的物质则不容易通过。

二、滤过及有效滤过压

有效滤过压是肾小球滤过的动力，它与组织液生成时的有效滤过压形成原理相似。肾小球有效滤过压 =（肾小球毛细血管血压 + 囊内液胶体渗透压）-（血浆胶体渗透压 + 肾小囊内压）。由于肾小囊内的超滤液中的蛋白浓度极低，其胶体渗透压可忽略不计，因此，肾小球有效滤过压 = 肾小球毛细血管血压 -（血浆胶体渗透压 + 肾小囊内压）（图8-3）。正常情况下，肾小球毛细血管血压为45mmHg，肾小囊内压力约为10mmHg，肾小球毛细血管入球端的血浆胶体渗透压约为25mmHg，因此，在入球端的有效滤过压为10mmHg。但血液流经肾小球毛细血管时，由于不断生成超滤液，血液中的血浆蛋白浓度不断增加，因而血浆胶体渗透压也随之升高，有效滤过压也逐渐下降。当有效滤过压下降到零时，即达到滤过平衡（filtration equilibrium），滤过也就停止（图8-4）。由此可见，不是肾小球毛细血管全段都有滤过作用，只有从入球小动脉端到滤过平衡这一段才有滤过作用。滤过平衡越靠近入球小动脉端，有效滤过的毛细血管长度就越短，肾小球滤过率就越低。相反，滤过平衡越靠近出球小动脉端，有效滤过的毛细血管长度越长，肾小球滤过率就越高。

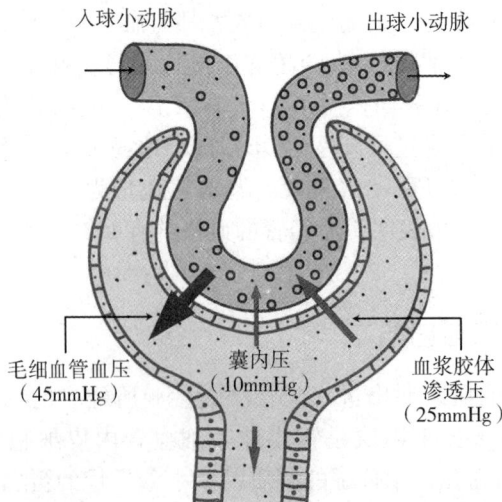

图8-3　有效滤过压示意图

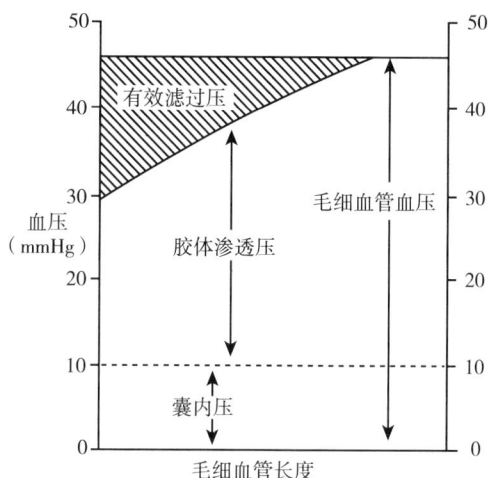

图 8 - 4　肾小球毛细血管血压、胶体渗透压和囊内压对肾小球滤过率的影响

三、影响肾小球滤过的因素

（一）肾小球有效滤过压

与有效滤过压有关的三种压力任何一个发生改变都能影响肾小球滤过率。

1. 肾小球毛细血管血压　当动脉血压变动于 80～180mmHg 范围内时，肾血流量通过自身调节保持稳定，肾小球毛细血管血压也保持相对恒定，从而使有效滤过压及肾小球滤过率无明显改变。如超过自身调节范围，肾小球毛细血管血压、有效滤过压和肾小球滤过率就会发生相应的改变。如当动脉血压降到 80mmHg 以下时，肾小球毛细血管血压将相应下降，肾小球滤过率也减少。当动脉血压降至 40～50mmHg 时，肾小球滤过率将降至零，因而无尿生成。

2. 囊内压　正常情况下囊内压是比较稳定的。肾盂或输尿管结石、肿瘤压迫或其他原因引起输尿管阻塞，小管液或终尿排不出去，都可引起囊内压升高，致使有效滤过压和肾小球滤过率减少。

3. 血浆胶体渗透压　正常情况下血浆胶体渗透压不会有很大变动。但若全身血浆蛋白的浓度明显降低时，则血浆胶体渗透压降低，有效滤过压增加，肾小球滤过率也随之增加。如静脉快速注入生理盐水可使血液被稀释，导致血浆蛋白浓度降低，血浆胶体渗透压下降，肾小球滤过率增加。

（二）肾血浆流量

肾血浆流量对肾小球滤过率的影响是通过改变滤过平衡的位置而实现的。当肾血浆流量增大时，肾小球毛细血管内血浆胶体渗透压的上升速度减慢，滤过平衡靠近出球小动脉端，甚至不出现滤过平衡现象，此时有效滤过面积增加，肾小球滤过率亦增加。反之，当肾血浆流量减少时，血浆胶体渗透压的上升速度加快，滤过平衡就靠近入球小动脉端，有效滤过面积就减少，肾小球滤过率亦减少（图8 4）。在严重缺氧情况下，肾交感神经强烈兴奋引起入球小动脉收缩加强，肾血流量和肾血浆流量将显著减少，肾小球滤过率也因而显著减少。

（三）肾小球滤过膜的面积及通透性

任何影响滤过膜面积及通透性的因素均会影响肾小球滤过率。正常人两肾肾小球毛细血管总面积约在 $1.5m^2$，且保持相对稳定，但在病理情况下，滤过膜的面积及通透性均可以发生变化，从而影响肾小球滤过率。如急性肾小球肾炎时，由于肾小球毛细血管管腔变得狭窄或完全阻塞，有功能的肾小球数量减少，有效滤过面积减小，导致肾小球滤过率降低，出现少尿甚至无尿。

第三节 肾小管、集合管的重吸收与分泌

人两肾每天生成的原尿达 180L，而终尿仅为 1.5L 左右。这表明，滤过液中约99%的水被肾小管和集合管重吸收，只有约1%被排出体外。肾小管对物质的转运是有选择性的，如滤过液中的葡萄糖全部被重吸收回血，Na^+、Cl^- 大部分被重吸收，尿素部分被重吸收，而肌酐则完全不被重吸收，H^+、NH_3、K^+ 和肌酐等则可被分泌到肾小管中。

一、肾小管和集合管物质转运的方式

通过肾小球滤过生成的超滤液进入肾小管后称为小管液，小管液经肾小管和集合管时物质被重吸收或分泌，最后形成终尿。因此，肾小管和集合管的物质转运功能包括重吸收和分泌。重吸收（reabsorption）是指小管上皮细胞将物质从肾小管液中转运至血液中；分泌（secretion）是指肾小管上皮细胞将本身产生的物质或血液中的物质转运至小管液中。

肾小管和集合管的物质转运方式分为被动转运、主动转运、入胞。被动转运包括单纯扩散、易化扩散和渗透作用。脂溶性气体如 O_2、CO_2、NH_3 顺浓度梯度通过细胞膜转运，以及某些物质顺电化学梯度在细胞膜上特殊蛋白质的帮助下实现的物质转运都属于被动转运。主动转运是指溶质逆电化学梯度通过肾小管上皮细胞的过程。主动转运需要消耗能量。此外，肾小管上皮还可以通过入胞方式重吸收少量小分子蛋白。

由于各种转运体在小管上皮细胞管腔面和基底侧膜分布不同，各种物质的转运途径也不同。肾小管和集合管中物质转运的途径可分为两种，即跨细胞转运途径和细胞旁途径。前者指小管液中的溶质通过管腔膜进入小管上皮细胞后，通过一定的方式跨过基底侧膜进入到组织间隙的过程；后者指小管液中的 H_2O、Cl^-、Na^+ 等物质可直接通过小管上皮细胞间的紧密连接进入到细胞间隙的过程。

二、几种重要物质在肾小管和集合管的重吸收

由于肾小管和集合管各段结构和功能不同，小管液的成分也不同，故各段肾小管和集合管中溶质和水的转运方式、转运量和转运机制也各不相同，其中，近端小管重吸收物质的种类多、数量大，是物质重吸收的主要部位。以下讨论几种重要物质在肾小管和集合管的重吸收。

（一）Na$^+$、Cl$^-$和水的重吸收

1. 近端小管　原尿中 Na$^+$、Cl$^-$和水99%以上在肾小管和集合管被重吸收，其中，在近端小管重吸收为65%～70%。近端小管前半段重吸收的关键动力是上皮细胞基底侧膜上的钠泵。由于钠泵的作用，Na$^+$被泵出至细胞间隙，使细胞内 Na$^+$浓度降低、负电位增加，小管液中 Na$^+$则顺电化学梯度进入肾小管上皮细胞内。在 Na$^+$通过管腔膜的同时，可经 Na$^+$-葡萄糖同向转运体、Na$^+$-氨基酸同向转运体将葡萄糖、氨基酸转运至细胞内，并通过 Na$^+$-H$^+$交换体将 H$^+$分泌到小管液中（图8-5）。进入细胞内的葡萄糖、氨基酸则以易化扩散的方式通过基底侧膜进入细胞间隙。由于 Na$^+$、葡萄糖、氨基酸进入细胞间隙，使细胞间隙渗透压升高，通过渗透作用，水便进入细胞间隙，造成细胞间隙静水压升高，这一压力促使 Na$^+$和水等物质进入毛细血管而被重吸收。由于近端小管前半段对水的重吸收远远大于 Cl$^-$的重吸收，小管液中 Cl$^-$的浓度越来越高，进入近端小管后半段小管液的 Cl$^-$浓度比细胞间隙液中浓度高20%～40%，Cl$^-$顺浓度梯度经紧密连接进入细胞间隙被重吸收。由于 Cl$^-$被动扩散进入细胞间隙后，小管液中正离子相对增多，造成管内带正电荷，使小管液中的 Na$^+$顺电势梯度经紧密连接进入细胞间隙被重吸收。因此，在近端小管的后半段，NaCl 的重吸收主要是通过细胞旁转运途径而被动重吸收。

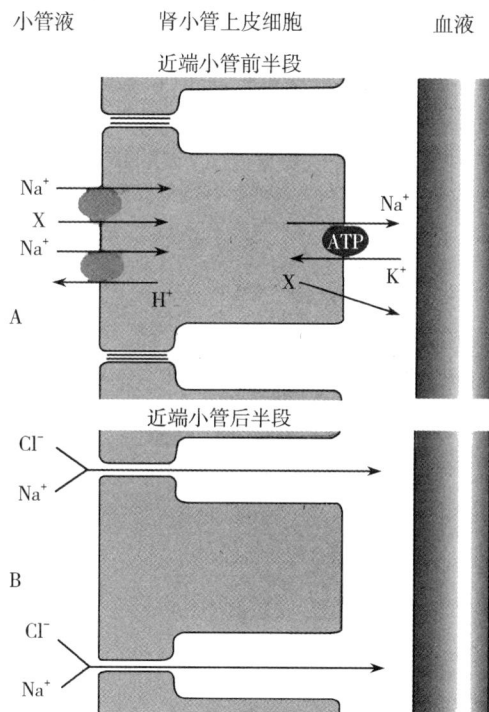

图8-5　近端小管的物质转运示意图

A. 近端小管前半段的跨细胞途径物质转运；X 代表葡萄糖、氨基酸、磷酸盐等；

B. 近端小管后半段的细胞旁途径物质转运

近端小管对 NaCl 的重吸收约2/3经跨细胞转运途径主动重吸收，主要发生在近端小管的前半段；约1/3经细胞旁途径被动重吸收，主要发生在近端小管的后半段。近

端小管对水的重吸收是通过渗透作用进行的，因此，近端小管中物质的重吸收为等渗重吸收，小管液为等渗液。

2. 髓袢　在髓袢肾小球滤过的 NaCl 约 20% 被重吸收，水约 15% 被重吸收。髓袢降支细段对 Na^+ 和 Cl^- 通透性很低，但水的通透性较高。在组织液高渗作用下水被重吸收，从而使小管液中 NaCl 在流经髓袢降支细段时浓度逐渐升高。髓袢升支细段对水不通透，但对 Na^+ 和 Cl^- 易通透，NaCl 扩散进入组织间液。升支粗段是 NaCl 在髓袢重吸收的主要部位。升支粗段管腔膜上有 $Na^+ - K^+ - 2Cl^-$ 同向转运体，该转运体可使小管液中 1 个 Na^+、1 个 K^+ 和 2 个 Cl^- 同向转运入上皮细胞内（图 8-6）。Na^+ 进入细胞是顺电化学梯度的，进入细胞的 Na^+ 被细胞基底侧膜的钠泵泵至组织间液，Cl^- 顺浓度梯度经管周膜上的 Cl^- 通道进入组织间液，此部分 NaCl 的重吸收是主动重吸收。而 K^+ 则顺浓度梯度经管腔膜返回小管液，并使小管液呈正电位，K^+ 返回小管造成的正电位又使小管液中 Na^+ 顺电位差经细胞旁途径进入细胞间隙，此部分 NaCl 重吸收属于被动重吸收。NaCl 在髓袢升支粗段的重吸收是肾髓质组织间液高渗梯度形成的原动力，对尿的浓缩和稀释具有重要作用。

3. 远曲小管和集合管　远曲小管和集合管可主动重吸收大约 12% 滤过的 Na^+ 和 Cl^-，重吸收不同量的水。远曲小管和集合管对水和 NaCl 的重吸收可根据体内的水、盐平衡状况进行调节。水的重吸收主要受抗利尿激素（antidiuretic hormone，ADH）调节，而 Na^+ 的重吸收主要受醛固酮调节。

在远曲小管初段，对水的通透性很低，但仍主动重吸收 NaCl，继续产生低渗小管液。远曲小管后段和集合管含有两类细胞，即主细胞和闰细胞。主细胞重吸收 Na^+ 和水，分泌 K^+；而闰细胞主要分泌 H^+。集合管对水的重吸收量取决于主细胞对水的通透性，而后者又受抗利尿激素的调节。

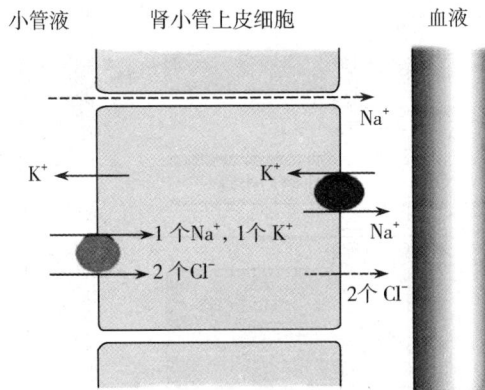

图 8-6　髓袢升支粗段继发性主动重吸收 Na^+、K^+、Cl^- 的示意图

（二）HCO_3^- 的重吸收

正常情况下由肾小球滤过的 HCO_3^- 几乎全部被肾小管和集合管重吸收，其中 80% 的 HCO_3^- 由近端小管重吸收。近端小管上皮细胞通过 $Na^+ - H^+$ 交换使 H^+ 进入小管液，小管液中的 HCO_3^- 与 H^+ 结合生成 H_2CO_3，在管腔膜上的碳酸酐酶作用下，H_2CO_3 分解为 CO_2 和水。CO_2 是高度脂溶性物质，能迅速通过管腔膜进入细胞内，在碳酸酐酶作用

下 CO_2 再与 H_2O 结合生成 H_2CO_3，H_2CO_3 又解离出 H^+ 和 HCO_3^-。细胞内大部分 HCO_3^- 与 Na^+ 等其他离子以联合转运的方式进入细胞间隙。因此，近端小管内 HCO_3^- 是以 CO_2 形式被肾小管重吸收的。

（三）葡萄糖的重吸收

肾小球滤过液中的葡萄糖全部被重吸收回血，葡萄糖重吸收的部位仅限于近端小管，特别是近端小管的前半段。

近端小管上皮细胞管腔膜上有 Na^+ – 葡萄糖转运体，当 Na^+ 顺电化学梯度进入细胞时，葡萄糖也逆浓度梯度被转运至细胞内，随后 Na^+ 被钠泵转运至细胞间隙，葡萄糖则被葡萄糖转运体转运到细胞间隙。因此，葡萄糖的重吸收属于继发性主动转运。由于近端小管细胞膜上转运体数量有限，因此，近端小管对葡萄糖的重吸收有一定限度。当血液中葡萄糖浓度超过 180mg/100ml 时，有一部分肾小管对葡萄糖的重吸收已达到极限，尿中开始出现葡萄糖。尿中刚刚出现葡萄糖时的血糖浓度称为肾糖阈（renal threshold for glucose）。当血糖浓度继续升高，尿中葡萄糖含量也将随之增加，当血糖浓度达到 300mg/100ml，全部肾小管对葡萄糖的吸收均已达到极限，此时葡萄糖滤过量达两肾葡萄糖重吸收极限，尿糖排出率以后将随血糖浓度升高而平行增加。

三、肾小管与集合管的分泌功能及意义

（一）H^+ 的分泌

前已述及，近端小管上皮细胞通过 Na^+ – H^+ 交换使 H^+ 被分泌至小管液，此段 H^+ 的分泌属于继发性主动转运。远曲小管和集合管的闰细胞可分泌 H^+，H^+ 的分泌是一个逆电化学梯度的主动转运过程。一般认为，闰细胞的管腔膜上有质子泵，能将细胞内的 H^+ 泵入小管腔内。泵入小管液中的 H^+ 可与 HCO_3^- 结合，H^+ 的分泌促进小管液中 HCO_3^- 的重吸收，因此肾脏具有排酸保碱的作用；小管液中 H^+ 也可与 NH_3、HPO_4^{2-} 结合，从而降低小管液中 H^+ 浓度。

（二）K^+ 的分泌

小管液中的 K^+ 有65% ~70% 在近端小管重吸收，25% ~30% 在髓袢重吸收，这些部位对 K^+ 的重吸收比例是固定的。远端小管和皮质集合管既能重吸收 K^+，也能分泌 K^+，并能接受多种因素的调节，因此，决定尿 K^+ 排出量最重要的因素是远端小管和集合管主细胞重吸收和分泌 K^+ 的量；此段 K^+ 的分泌量又受血中醛固酮的调节。

（三）NH_3 的分泌

近端小管、髓袢升支粗段和远端小管上皮细胞内的谷氨酰胺通过脱氨等多个步骤生成 NH_3 或 NH_4^+，后者再被分泌或转运至小管液中。在集合管，上皮细胞对 NH_3 高度通透，而对 NH_4^+ 通透性较低，故代谢过程中生成的 NH_3 通过扩散的方式进入小管液。小管液中的 NH_3 能与 H^+ 结合生成 NH_4^+，最后以铵盐的形式随尿排出。NH_3 的分泌与 H^+ 的分泌密切联系，当 H^+ 的分泌增加时，NH_3 的分泌也将增加。在 NH_3 分泌过程中也同时伴有 HCO_3^- 的重吸收，因此 NH_3 的分泌也是机体排酸保碱的重要途径。

第四节 尿液的浓缩和稀释

尿的浓缩和稀释是以尿的渗透浓度与血浆渗透浓度相比较而确定的。血浆渗透压为 280～290mmo/L，而尿渗透浓度可随体内缺水或水过剩等不同情况而出现大幅度的变动。当体内缺水时，机体将排出渗透浓度明显高于血浆渗透浓度的高渗尿，表示尿被浓缩。而体内水过剩时，将排出渗透浓度低于血浆渗透浓度的低渗尿，表示尿被稀释。正常成年人终尿的排出量约 1.5L/d，其渗透浓度可在 50～1200mmol/L 之间波动。肾脏通过对尿的浓缩和稀释，维持体液的渗透压和机体的水平衡。

小管液在流至远曲小管前段时，其渗透压的变化基本是固定的，但终尿的渗透压却可随机体内水和溶质的情况发生较大幅度的变化，这一变化主要取决于远曲小管和集合管对小管液中水和溶质重吸收的比例。在远曲小管前段小管液是低渗的，而肾髓质是高渗的，髓质高渗是小管液中水被重吸收的动力，但水重吸收的量取决于远曲小管和集合管对水的通透性，而决定集合管上皮细胞对水通透性的最重要激素是抗利尿激素。当机体内水过多时，抗利尿激素分泌减少时，集合管对水的通透性降低，水的重吸收减少，排出的尿液为低渗尿，即尿液被稀释；而当体内缺水时，抗利尿激素分泌增多时，集合管对水的通透性增高，水的重吸收量增加，小管液的渗透浓度就升高，尿液即被浓缩。

第五节 尿生成的调节

尿生成的过程包括肾小球的滤过、肾小管和集合管的选择性重吸收和分泌。机体对尿生成的调节就是通过影响尿生成的这三个基本过程来实现的。本节主要讨论肾小管和集合管重吸收和分泌功能的调节。

一、神经调节

肾受交感神经支配，肾交感神经不仅支配肾动脉，还支配球旁器和肾小管上皮细胞，特别是近端小管、髓袢升支粗段和远端小管。

肾交感神经末梢主要释放去甲肾上腺素。肾交感神经兴奋时，通过下列方式影响尿的生成：①收缩肾血管从而减少肾血流量和肾小球滤过率；②促进球旁细胞释放肾素，导致循环血液中的血管紧张素Ⅱ和醛固酮浓度增加，从而促进 Na^+ 和水的重吸收；③直接刺激近端小管和髓袢（主要是近端小管）对 Na^+、Cl^- 和水的重吸收。综上所述，肾交感神经兴奋，会使水和NaCl的重吸收增加，排出减少，从而使尿量减少。

二、体液调节

（一）抗利尿激素

抗利尿激素（antidiuretic hormone，ADH）也称血管升压素（vasopressin，VP），是由下丘脑的视上核和室旁核的神经元合成和分泌的一种激素。ADH作用于血管平滑肌 V_1 受体，可引起平滑肌收缩，血压升高；ADH作用于集合管上皮细胞管周膜上 V_2 受体，其作用是增加集合管上皮细胞对水的通透性，促进集合管对水的重吸收，使尿生成减少。ADH缺乏时，集合管对水不通透，水重吸收减少，尿量增加。在完整机体内，血中ADH浓度升高首先出现抗利尿效应；仅在其浓度明显高于正常时才引起血压升高。

影响ADH释放的因素很多，恶心、疼痛、应激刺激、低血糖、血管紧张素Ⅱ等都会刺激ADH分泌；乙醇和心房钠尿肽可抑制ADH分泌。但影响ADH分泌和释放的最主要因素是体液渗透压和血容量。

1. 体液渗透压　正常情况下影响ADH分泌的最主要因素是细胞外液渗透浓度的改变。渗透压感受器可能存在于下丘脑第三脑室前腹侧。当大量出汗、呕吐、腹泻导致机体失水时，血浆晶体渗透压升高时，渗透压感受器兴奋，刺激邻近的视上核和室旁核分泌ADH，血浆中ADH水平升高，使集合管对水的重吸收增加，尿量减少，尿液被浓缩。渗透压感受器对不同溶质引起的血浆晶体渗透压升高的敏感性是不同的。血浆中NaCl形成的渗透压是引起ADH释放的最有效刺激。当大量饮水后，体液被稀释，血浆晶体渗透压降低，ADH分泌减少或停止，肾小管和集合管对水的重吸收减少，尿量增加，尿液被稀释。大量饮清水后尿量增多的现象，称为水利尿（water diuresis）。如果饮用的是生理盐水，则排尿量不出现饮清水后那样的变化（图8-7）。

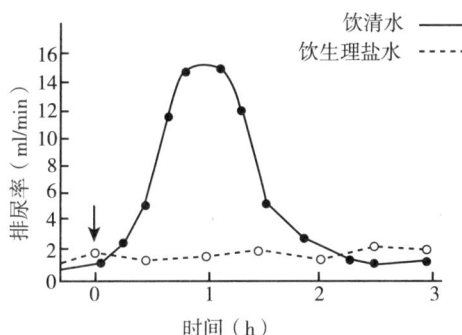

图8-7　一次饮1L清水和饮1L 0.9%NaCl溶液后的排尿率
注：箭头表示饮水时间

2. 血容量　循环血量改变刺激心肺感受器，心肺感受器兴奋后通过迷走神经将冲动上传到下丘脑，从而抑制ADH的释放。当血容量减少时，心肺感受器受到刺激减弱，经迷走神经传入至下丘脑的信号减少，对ADH释放的抑制作用减弱，ADH释放增加；反之，则ADH释放增加。动脉血压的改变也可通过压力感受器反射性地调节ADH的释放，当动脉血压在正常范围时，压力感受器传入冲动对ADH的释放起抑制作用，当动脉血压低于正常水平时，ADH释放增加。心肺感受器和压力感受器在调节ADH释放时，其敏感性比渗透压感受器要低，一般血容量或动脉血压降低5%~10%时，才能刺激ADH释放。

（二）肾素-血管紧张素-醛固酮系统

1. 肾素-血管紧张素-醛固酮系统的组成成分　肾素主要是由球旁器中的球旁细胞合成、储存和释放的，它能催化血浆中的血管紧张素原生成血管紧张素Ⅰ（Ang Ⅰ），Ang Ⅰ在血管紧张素转换酶（ACE）的作用下生成血管紧张素Ⅱ（Ang Ⅱ），Ang

Ⅱ则也可进一步生成血管紧张素Ⅲ（Ang Ⅲ）。Ang Ⅱ、Ang Ⅲ均可刺激肾上腺皮质球状带合成和分泌醛固酮。

2. 肾素分泌的调节 肾素分泌受多方面因素的调节，包括肾内机制、神经和体液机制。①肾内机制：是指可在肾内完成的调节，其感受器是位于入球小动脉的牵张感受器和致密斑。前者能感受肾动脉的灌注压，后者能感受流经致密斑的小管液中 Na^+ 量。当肾动脉灌注压降低时，入球小动脉壁受到牵拉的程度减小，可刺激肾素释放；反之，则肾素释放减少。当肾小球滤过率减少或其他因素导致流经致密斑的小管液中 Na^+ 量减少时，肾素释放增加。②神经机制：肾交感神经兴奋时释放去甲肾上腺素，后者作用于球旁细胞，促进肾素释放。③体液机制：血液中肾上腺素和去甲肾上腺素，肾内生成的 PGE_2 和 PGI_2，均可刺激球旁细胞释放肾素。Ang Ⅱ、ADH、心房钠尿肽和 NO 则可抑制肾素的释放。急性失血，血量减少、血压下降时，肾内、神经和体液三种机制共同作用引起肾素释放增加。

3. 血管紧张素Ⅱ的功能 血管紧张素Ⅱ具有调节尿生成的作用。血管紧张素Ⅱ可刺激肾上腺皮质球状带合成和分泌醛固酮；血管紧张素Ⅱ还可直接刺激近端小管对 NaCl 的重吸收，使尿中排出的 NaCl 减少；血管紧张素Ⅱ能够促进 ADH 的释放，增加远曲小管和集合管对水的重吸收，使尿量减少。另外，血管紧张素Ⅱ作用于血管平滑肌可使血管收缩。

4. 醛固酮的功能及分泌调节 醛固酮是肾上腺皮质球状带分泌的一种盐皮质激素。它的主要作用是促进远曲小管和集合管的主细胞重吸收 Na^+ 和水，同时促进 K^+ 的排出，所以醛固酮具有保 Na^+、保水和排 K^+ 的作用。醛固酮的分泌主要受血液中血管紧张素Ⅱ以及血 K^+、血 Na^+ 浓度的调节。血 K^+ 浓度升高和（或）血 Na^+ 浓度降低都可刺激肾上腺皮质球状带分泌醛固酮，但肾上腺皮质球状带对血 K^+ 浓度升高更敏感。

三、肾内自身调节

（一）小管液中溶质的浓度

小管液中的溶质所形成的渗透压是对抗肾小管对水重吸收的力量。如果小管液溶质浓度很高，渗透压很大，就会妨碍肾小管，特别是近端小管对水的重吸收，小管液中的 Na^+ 因被稀释而浓度下降，小管液与上皮细胞内的 Na^+ 浓度梯度变小，Na^+ 重吸收减少，小管液中较多的 Na^+ 又通过渗透作用保留相应的水，结果使尿量增多，NaCl 排出量增多。

临床上给患者静脉输入能被肾小球滤过但不易被肾小管重吸收的药物，如甘露醇，利用它来提高小管液中溶质的浓度及渗透压，妨碍对水和 NaCl 的重吸收，以达到利尿和消除水肿的目的。这种由于小管液中溶质浓度增高而引起尿量增多的现象称为渗透性利尿（osmotic diuresis）。糖尿病患者血糖升高超过肾糖阈，这时滤过的葡萄糖不能全部被近端小管重吸收，造成小管液中葡萄糖浓度增加，小管液渗透压升高，阻碍了 NaCl 和 H_2O 的重吸收，出现尿量增加和尿糖现象。

（二）球 - 管平衡

近端小管对溶质（特别是 Na^+）和水的重吸收随肾小球滤过率的变化而改变，肾小球滤过率增加时，近端小管对 Na^+ 和水的重吸收增加；反之，肾小球滤过率减少时，

近端小管对 Na^+ 和水的重吸收也减少,这种现象称为球 – 管平衡(glomerulotubular balance)。实验证明,不论肾小球滤过率增减,近端小管的重吸收率始终占肾小球滤过率的 65% ~ 70%,即近端小管对 Na^+ 和水的重吸收为定比重吸收。球管平衡的意义在于使尿中排出的溶质和水不致因肾小球滤过率的增减而出现大幅度的变化,从而保持尿量和尿钠的相对稳定。

第六节　尿液的贮存与排放

一、尿量

正常成人 24h 尿量为 1000 ~ 2000ml,尿量的多少与饮水量和其他途径所排出的液体量有关。24h 尿量经常超过 2500ml 称为多尿;24h 尿量少于 400ml 称为少尿,24h 尿量少于 100ml 称为无尿。

二、排尿

尿的生成是一个连续的过程。尿液经输尿管到达膀胱,在膀胱内贮存并达到一定量时引起反射性排尿,尿液经尿道排出体外,因此,膀胱排尿是间歇进行的。

(一)膀胱及尿道的神经支配

膀胱逼尿肌及膀胱颈部的内括约肌受副交感神经盆神经和交感神经腹下神经的双重支配。盆神经节后纤维分布到逼尿肌和尿道内括约肌,其兴奋可使逼尿肌收缩、膀胱内括约肌松弛,促进排尿。支配膀胱的腹下神经兴奋则使逼尿肌松弛、尿道内括约肌收缩,抑制排尿。尿道外括约肌受阴部神经支配,阴部神经是躯体神经,它的兴奋可使外括约肌收缩,故尿道外括约肌活动可受意识控制。而外括约肌的松弛,则是阴部神经活动的反射性抑制所造成的。上述三种神经也含有传入纤维,膀胱充胀感觉的传入纤维走行于盆神经,传导膀胱痛觉的纤维走行于腹下神经,而传导尿道感觉的传入纤维走行于阴部神经。

(二)排尿反射

排尿是一种反射过程。排尿反射属于脊髓反射,反射的基本中枢在骶髓,但排尿反射受中脑和大脑皮层的高位中枢的控制。排尿反射的感受器是膀胱壁的牵张感受器。当膀胱尿量充盈到一定程度时(400 ~ 500ml),膀胱壁的牵张感受器受到刺激而兴奋,冲动沿盆神经传入到达骶髓的排尿反射初级中枢,同时冲动也到达脑干和大脑皮层的排尿反射高位中枢,并产生尿意。高位中枢可发出强烈抑制或兴奋冲动控制骶髓初级排尿中枢。若条件允许,排尿反射进行,冲动沿盆神经传出,引起逼尿肌收缩,内括约肌松弛,于是尿液进入后尿道。此时,尿液刺激后尿道的感受器,冲动沿阴部神经再次传到骶髓初级排尿中枢,进一步加强其活动,这是一种正反馈,使逼尿肌收缩更强、尿道外括约肌开放,于是尿液被膀胱内压驱出。这一正反馈过程反复进行,直至膀胱内尿液被排完为止。但如果条件不允许,健康成人可有意识地通过高级中枢抑制排尿反射。小儿大脑皮层的发育尚未完善,对脊髓初级中枢的抑制能力较弱,故小儿排尿次数多,夜间易发生遗尿现象。

（三）排尿异常

排尿反射是一种脊髓反射，但受高位中枢的随意控制。如果排尿反射反射弧的任何一个部位受损，或骶段脊髓排尿中枢与高位中枢失去联系，都将导致排尿异常。如支配膀胱的盆神经或骶段脊髓受损，排尿反射不发生，膀胱变得松弛扩张，大量尿液滞留在膀胱内，导致尿潴留。如高位脊髓受损，骶部排尿中枢的活动不能得到高位中枢的控制，虽脊髓排尿反射的反射弧完好，仍可出现尿失禁。

（张秀娟　吴嫦丽）

第九章 | 感觉器官的功能

第一节 概 述

感觉 (sensation) 是客观物质世界在人脑主观上的反映。它是人和动物为了适应内、外环境的变化,维持内环境的相对稳定所必需的一种功能。机体内、外环境的各种变化首先作用于不同的感受器或感觉器官,通过感受器的换能作用,将各种刺激的能量转换成相应的神经冲动,后者沿特定传入通路到达大脑皮质特定部位,经中枢神经系统的整合作用,产生相应的感觉。可见,每种感觉的产生都是通过特定的感受器或感觉器官、传入神经和大脑皮质的共同活动而完成的。

一、感受器与感觉器官

感受器 (receptor) 是指分布于体表或组织内部的一些专门感受机体内、外环境变化的结构或装置。感受器的结构形式多种多样,如游离神经末梢、环层小体、触觉小体、肌梭等。感觉器官 (sense organ) 是指由体内的一些结构和功能上高度分化的感受细胞,连同它们的附属结构所构成的器官,如视觉、听觉、前庭、嗅觉、味觉器官等。感觉器官无论在结构还是功能上均比感受器复杂得多。

根据所在部位的不同,感受器可分为感受机体内部环境变化的内感受器和感受机体外界环境变化的外感受器。外感受器又可再分为远距离感受器 (视、嗅、听觉感受器) 和接触感受器 (触、压、味和温度觉感受器)。

二、感受器的一般生理特性

(一) 感受器的适宜刺激

一种感受器通常只对某种特定形式的刺激最敏感,这种形式的刺激就称为该感受器的适宜刺激 (adequate stimulus)。例如,一定波长的光波是视网膜感光细胞的适宜刺激,一定频率的机械振动是耳蜗毛细胞的适宜刺激等。适宜刺激作用于感受器时,必须达到一定强度和持续一定的作用时间才能引起某种相应感觉。

(二) 感受器的换能作用

各种感受器能把作用于其上的各种形式的刺激能量转换为传入神经的动作电位,这种能量转换称为感受器的换能作用 (transducer function)。感受器在换能过程中,先在感受器细胞或传入神经末梢上产生一种过渡性的电位变化。在感受器细胞产生的膜电位变化,称为感受器电位 (receptor potential)。

（三）感受器的编码功能

感受器在把外界刺激转换为神经动作电位时，把刺激所包含的环境变化的信息转移到动作电位的序列之中，起到了信息的转移作用，这就是感受器的编码（coding）功能。

（四）感受器的适应现象

当某一恒定强度的刺激持续作用于一个感受器时，感觉神经纤维上动作电位的频率会逐渐降低，这一现象称为感受器的适应（adaptation）。通常可根据适应过程的快慢将感受器分为快适应感受器和慢适应感受器两类。

第二节　眼的视觉功能

人眼的适宜刺激是380～760nm波长的电磁波，在此可见光谱范围内，来自外界物体的光线透过眼的折光系统成像在视网膜上。视网膜有感光细胞，能将光刺激所包含视觉信息转变成电信号，并在视网膜内进行编码和加工，由视神经传到视中枢作进一步分析，形成视觉。

一、眼的折光系统及其调节

（一）眼的折光系统的光学特性

人眼的折光系统由角膜、房水、晶状体和玻璃体组成，是一个复杂的折光系统。射入眼内的光线，折射后成像在视网膜上。按几何光学的原理进行计算表明，正常成年人的眼在不进行调节时，其折光系统后主焦点的位置正好是视网膜所在的位置。由于对人眼来说，来自6m以外物体各发光点发出的光线，都可以看成是平行光线，因此可以在视网膜上形成清晰的图像。

（二）眼内光的折射与简化眼

眼的折光系统由四个折光体组成，要根据一般的几何光学原理画出眼内光线的折射情况比较复杂。因此，有人根据眼的实际光学特性设计了与正常眼在折光效果上相同，但更为简单的等效光学模型，称为简化眼（图9-1）。简化眼模型由一个前后径为20mm的单球面折光体构成，其折射率为1.333，球面的曲率半径为5mm，即节点在球形界面后方5mm的位置，第二焦点正相当于视网膜的位置。此模型和正常人眼在不进行调节时一样，正好能使平行光线聚焦在视网膜上。

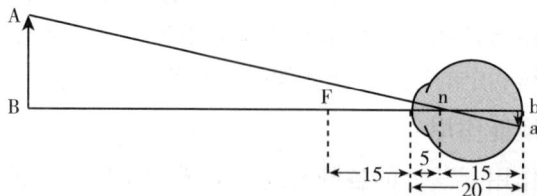

图9-1　简化眼及其成像情况

（三）眼的调节

如前所述，正常人眼视远处（6m）的物体时，不需作任何调节即可清晰成像在视网膜上。通常将人眼不作任何调节时所能看清的物体的最远距离称为远点（far point）。当眼视近物（6m 以内）时，由于物体发出的光线有不同程度的辐散，光线通过眼的折光系统后成像在视网膜之后，即光线到达视网膜时尚未聚焦，因而只产生一个模糊的视觉。但正常眼在视近物时也极清晰，是因为眼进行了调节。人眼的调节，主要是通过改变晶状体的曲率半径，使折光能力改变。另外，瞳孔的调节和双眼汇聚也起重要的作用。

1. 晶状体的调节 晶状体为一富有弹性的双凸透镜形透明体，周边由悬韧带将其与睫状体相连。物体远近的变化，通过调节晶状体的折光能力，使物像能清晰地聚焦于视网膜上。视远物时不需要晶状体调节。但视近物时需要使晶状体变凸，折光能力增强，才能使物像清晰地成像于视网膜上（图9-2）。

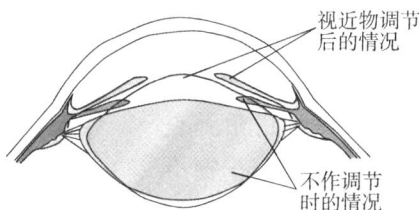

图 9 - 2 眼调节前后晶状体形状的改变

晶状体调节能力的大小可用眼的"近点"来衡量。眼作最大限度调节后所能看清物体的最近距离，称为近点（near point）。近点距眼越近，说明晶状体的弹性越好，亦即眼的调节能力越强。随年龄增长，近点会因晶状体折光能力的下降而逐渐变远。当晶状体弹性因生理性老化而减弱时，可至视近物不清，形成所谓的"老花眼"。晶状体浑浊可至光线进入眼内成像不良，造成视物不清，即临床上所说的"白内障"，严重时需要手术治疗。

2. 瞳孔的调节 虹膜中间的圆孔即为瞳孔。瞳孔的大小可调节进入眼内的光量，人眼瞳孔的直径可变动在 1.5～8.0mm 之间。当眼视近物时，可反射性引起双侧瞳孔缩小，称为瞳孔近反射（near reflex of the pupil），也称为瞳孔调节反射（pupillary accommodation reflex）。瞳孔缩小可减少进入眼的光线量，使视网膜的成像更为清晰。

瞳孔的大小除与视物的远近有关外，还与环境中光线的亮度有关。当环境较亮时瞳孔缩小，环境较暗时瞳孔散大。瞳孔的大小随入射光量的强弱而变化的现象，称为瞳孔对光反射（pupillary light reflex）。瞳孔对光反射的中枢位于中脑，临床上常将它用作判断麻醉深度和病情危重程度的一项指标。

3. 双眼会聚 当双眼注视一个由远移近的物体时，双眼视轴向鼻侧会聚的现象，称为双眼会聚。其意义在于两眼同时看一近物时，物像仍可落在两眼视网膜的对称点上，避免产生复视。

（四）眼的折光能力异常

正常人的眼不需作调节即可使平行光线聚焦在视网膜上，因而可看清远处物体。看6m 以内的物体，只要物体在近点以外，经过眼的调节也能看清，这种情况称为正视眼（emmetropia）。如果眼的折光能力或眼球的形态异常，使平行光线不能聚焦在未作调节的眼的视网膜上，称为非正视眼（ametropia），又称屈光不正，有近视眼、远视眼、散光眼三种。

1. 近视　近视（myopia）是由于眼球前后径过长（轴性近视）或眼折光系统的折光能力过强（屈光性近视），导致远处物体发出的平行光线被聚焦在视网膜前方，使在视网膜上的成像变得模糊（图9-3）。近视眼的近点和远点都移近。近视眼可用凹透镜加以矫正。

2. 远视　远视（hyperopia）是由于眼球前后径过短（轴性远视）或眼折光系统的折光能力太弱（屈光性远视），使来自远物的平行光线聚焦在视网膜后方，导致视网膜上的成像模糊。其特点是看远物时眼就需进行调节，故远视眼的近点比正视眼远。远视眼可用凸透镜加以矫正。

3. 散光　散光（astigmatism）是指角膜表面在不同方向上的曲率半径不同，造成视物不清或物像变形。散光可用柱面镜加以矫正。

（五）房水和眼压

充盈于眼前房和后房中的液体，称为房水。房水由睫状体的睫状突上皮生成后由后房经瞳孔流入前房，在房角进入静脉。房水不断生成，又不断回流到静脉，保持动态平衡，称为房水

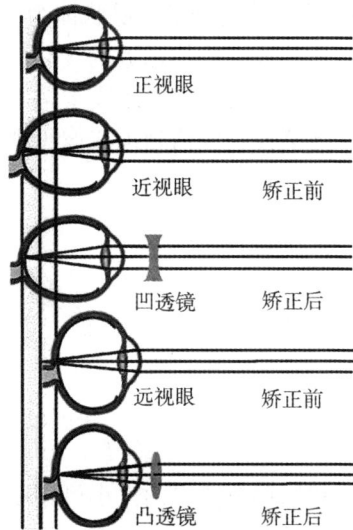

图9-3　眼折光异常及矫正

循环。房水对角膜、晶状体和玻璃体有营养作用，同时维持一定的眼压。如果房水循环障碍（如房水排除受阻），则可造成眼压增高。眼压的病理性增高称为青光眼。青光眼时眼的折光系统可出现异常，还可有头痛、恶心等症状，严重时可引起角膜浑浊、视力丧失。

二、眼的感光换能系统

视网膜作为眼的感光部分，其基本功能是感受光的刺激，并将信息转换成神经纤维上的电活动。视网膜内存在两种感光细胞，即视杆细胞（rod cell）和视锥细胞（cone cell），它们在视网膜中的分布是不均匀的，在中央凹的中央只有视锥细胞，且在该处视锥细胞的密度最高；中央凹以外的周边部分则主要是视杆细胞。

（一）视网膜的两种感光换能系统

视网膜中存在两种感光换能系统，即视杆系统和视锥系统。视杆系统又称晚光觉或暗视觉（cotopic vision）系统，由视杆细胞和与它们相联系的双极细胞以及神经节细胞等组成。视杆系统对光的敏感度较高，能在昏暗环境中感受弱光刺激而引起暗视觉，但无色觉，且对被视物体细节的分辨能力较差。视锥系统又称昼光觉或明视觉（photopic vision）系统，它们对光的敏感度较差，只有在强光刺激下才被激活，但视物时可辨别颜色，且对被视物体的细节具有较高的分辨率。

（二）视杆细胞的感光换能机制

视杆细胞的感光色素是视紫红质，存在于视杆细胞外突部分的膜盘上。视紫红质是一种结合蛋白质，由视蛋白和视黄醛组成。视紫红质在光照时迅速分解为视蛋白和视黄醛，在暗处又合成视紫红质。在视紫红质的分解和再合成过程中，有一部分视黄醛被消耗，需要维生素 A（Vit A）来补充。长期 Vit A 摄入不足，会影响人的暗视觉，引起夜盲症（nyctalopia）。

（三）颜色视觉

视网膜上存在三种不同的视锥细胞，分别含有对红、绿、蓝三种光敏感的感光色素，即红敏色素、绿敏色素和蓝敏色素。当某一波长的光线作用于视网膜时，可按一定的比例使三种视锥细胞产生不同程度的兴奋，这样的信息传至中枢，就产生某一种颜色的主观感觉，这称之为"三原色学说"。如果某种视锥细胞或某种感光色素缺失，则出现一种称之为色盲（color blindness）的临床现象。色盲是一种对全部颜色或某种颜色缺乏分辨能力的色觉障碍，属于遗传缺陷性疾病。

三、与视觉有关的生理现象

（一）视敏度

眼对物体细小结构的分辨能力，称视敏度（visual acuity），又称视力或视锐度。视力通常用视角的倒数来表示。视角（visual angle）是指从物体的两端点各引直线到眼节点的夹角。受试者能分辨的视角越小，其视力越好。

（二）暗适应和明适应

当人长时间在明亮环境中而突然进入暗处时，最初看不清任何物体，之后视觉敏感度逐渐增高，经过一定时间后能逐渐看清暗处的物体，这种现象称为暗适应（dark adaptation）。相反，当人长时间在暗处而突然进入明亮处时，最初感到一片耀眼的光感，也不能看清物体，稍后才恢复视觉，这种现象称为明适应（light adaptation）。

（三）视野

用单眼固定注视前方一点时，该眼所能看到的空间范围，称为视野（visual field）。在同一光照条件下，用不同颜色的目标物测得的视野大小不同，白色视野最大，其次为黄蓝色，再次为红色，绿色视野最小。

第三节　耳的听觉功能

耳是听觉（hearing）的外周感受器官，由外耳、中耳和内耳组成。由声源振动产生的声波经由外耳和中耳组成的传音系统传到内耳，通过内耳的感音换能作用，将声波的机械能转换为听神经纤维上的动作电位，后者传到大脑的听觉中枢，产生听觉。

一、外耳和中耳的功能

（一）外耳的功能

耳廓的形状有利于收集声波，从而起集音作用；耳廓还有助于判断声源的方向。

外耳道是声波传导的通路，有一定的增压作用。

（二）中耳的功能

中耳的主要功能是将声波振动的能量传到内耳淋巴，在传递过程中有明显的增压效应，即声波由鼓膜经听骨链到达卵圆窗膜时，振动的压强增大，振幅减小。其中鼓膜和听骨链在声波传递过程中起重要的作用。鼓膜在将声波传到听骨链时，具有较好的频率响应和较小的失真度。咽鼓管的功能在于调节鼓室内的压力，使之与外界大气压保持平衡，以维持鼓膜的正常位置、形状和振动性能。

（三）声波传入内耳的途径

声波可通过气传导和骨传导两条途径传入内耳，正常情况下以气传导为主。声波通过外耳道引起鼓膜振动，再经听骨链振动和卵圆窗膜传到耳蜗，这是声波传导的主要途径，称为气传导（air conduction）。声波的振动引起颅骨振动，再引起颞骨骨质中的耳蜗内淋巴振动，这一途径称为骨传导（bone conduction）。骨传导的敏感性明显低于气传导，在引起正常听觉中作用很小。当鼓膜或中耳的病变导致传音性耳聋时，气传导受阻，而骨传导却正常。当耳蜗病变引起感音性耳聋时，气传导和骨传导均受阻。因此，临床上可通过检查气传导和骨传导受阻的情况来判断患者听觉异常的产生部位和可能原因。

二、内耳耳蜗的功能

内耳耳蜗主要作用是把传到耳蜗的机械振动转变为听神经纤维的动作电位。

（一）耳蜗的结构要点

耳蜗由一条骨性管道绕一锥形骨轴 2.5 ~ 2.75 周构成，其中的前庭膜和基底膜将内管道分为三个腔，即鼓阶、前庭阶和蜗管（图9-4）。耳蜗底部的卵圆窗膜与前庭阶相接，圆窗膜与鼓阶相接。前庭阶和鼓阶中均充满外淋巴，且在耳蜗顶部相通。蜗管是一盲管，其中由内淋巴充盈。耳蜗是声音的感受装置，感受器位于基底膜上，称为螺旋器，又称柯蒂器（organ of Corti）。螺旋器上有内、外毛细胞，每个毛细胞顶部均有纤毛，称为听毛。

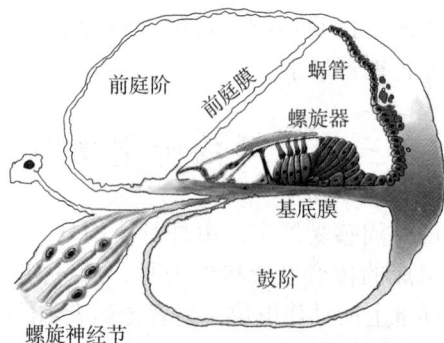

图9-4　耳蜗横断面结构示意图

（二）耳蜗的感音换能作用

正常情况下，声波通过气传导引起卵圆窗膜振动，转而使与卵圆窗膜相接的前庭阶外淋巴振动，再引起前庭膜振动。前庭膜的振动通过蜗管内淋巴传递到基底膜，使基底膜产生振动。基底膜的振动从位于耳蜗底部的部分开始，以行波的方式向位于耳蜗顶部的基底膜传播。声波的频率不同，行波在基底膜上传播的远近和最大振幅出现的部位也就不同。声波的频率越高，行波传播越近，最大振幅出现的部位越靠近卵圆窗，即高频声波能在靠近卵圆窗处与基底膜发生共振；相反，声波频率愈低，行波传播的距离就愈远，最大振幅出现的部位就愈靠近蜗顶（图9-5）。因此，每一振动频率的声波在基底膜上都有一个特定的行波传播范围和最大振幅区，位于该区域的毛细胞受到的刺激就最强，与这部分毛细胞相联系的听神经纤维的传入冲动也就最多。

在毛细胞产生的感受器电位经毛细胞底部传递到与之相联系的听神经末梢，最终在听神经上产生动作电位，后者传到听觉中枢，产生某种声音感觉。

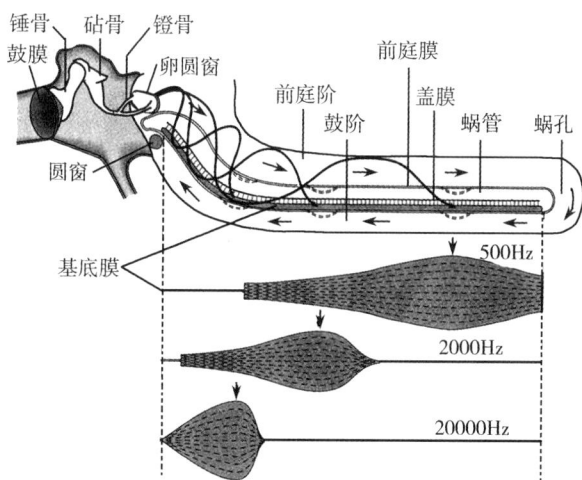

图9-5 耳蜗辨别不同音调的原理示意图

第四节 前庭器官的功能

一、前庭器官的感受装置和适宜刺激

前庭器官由半规管、椭圆囊和球囊组成。

（一）前庭器官的感受细胞

前庭器官的感受细胞是毛细胞。毛细胞顶部有两种纤毛，最长的一根为动纤毛，其余的为静纤毛。毛细胞的底部有感觉神经纤维末梢分布。各类毛细胞的适宜刺激都是与纤毛的生长平面呈平行方向的机械力的作用。在正常条件下，机体的运动状态和头部在空间的位置改变都能以特定的方式改变毛细胞纤毛的倒向，使相应的神经纤维的冲动发放频率发生改变，把这些信息传输到中枢，引起特殊的运动觉和位置觉，并出现相应的躯体和内脏功能的反射性变化。

（二）前庭器官的适宜刺激和生理功能

半规管壶腹嵴的适宜刺激是正、负角加速度，椭圆囊和球囊囊斑的适宜刺激是直线加速度运动。由于不同毛细胞纤毛排列方向不同，当头部位置改变或囊斑受到不同方向的重力及变速运动刺激时，有的毛细胞发生兴奋，有的发生抑制。不同毛细胞综合活动的结果，反射性地引起躯干和四肢不同肌肉的紧张度发生改变，从而使机体在各种姿势和运动情况下保持身体平衡。

二、前庭反应

（一）前庭自主神经反应

当半规管感受器受到过强或长时间的刺激时，可通过前庭神经核与网状结构的联系而引起自主神经功能的改变，导致心率加速、血压下降、呼吸加快、出汗、恶心、呕吐、唾液分泌增多等现象，称为前庭自主神经反应（vestibular autonomic reaction）。主要表现为以迷走神经兴奋占优势的反应。

（二）眼震颤

当人体旋转运动时可引起眼球不自主的节律性运动，称为眼震颤（nystagmus）。如作以身体的纵轴为轴心的旋转运动时，两侧水平半规管受刺激，可引起水平方向的眼震颤；如作侧身翻转运动时，上半规管受刺激，可引起垂直方向的眼震颤；如作前、后翻滚运动时，后半规管受刺激，可引起旋转性眼震颤。

（周光纪）

第十章 | 神经系统

　　人体是由不同器官、系统组成的极为复杂的有机体，体内各个器官和系统在行使它们的功能时并非是孤立的，而是在神经系统直接或间接控制下相互联系、相互协调和相互制约，共同来完成人体的生理功能。神经系统通过对体内、外环境的变化作出精确、快速而完善的适应性调节，来维持各器官、系统功能活动的正常进行。神经系统是人体内占主导地位的调节系统。

　　神经系统由中枢神经系统和外周神经系统两部分组成。中枢神经系统包括脑和脊髓；外周神经系统由脑发出的脑神经及脊髓发出的脊神经组成。根据支配器官的不同功能特点，外周神经系统分为传入部分和传出部分，传出部分又可分为支配骨骼肌的躯体神经系统和支配心肌、平滑肌和腺体的自主神经系统两部分。本章主要介绍中枢神经系统的功能。

第一节　神经元和神经胶质细胞的功能

一、神经元

（一）神经元的基本结构与功能

1. 神经元的基本结构　神经细胞又称神经元，是神经系统结构和功能的基本单位。人类中枢神经系统内神经元多达 $10^{11} \sim 10^{12}$ 个，大多数神经元的基本结构和典型的脊髓运动神经元相似，均由胞体和突起组成（图 10-1）。神经元的胞体存在于脑和脊髓的灰质及神经节内，是神经元代谢和营养中心。突起分为树突和轴突。神经元有一个或多个树突，但一般只有一个轴突。从胞体发出轴突的部分常呈圆锥形，称为轴丘，轴丘后有一小段轴突无髓鞘，它与轴丘总称始段。轴突末端分成许多分支，每个分支末梢部分膨大呈球状，称为突触小体，它们与其他神经元的树突或胞体形成突触。轴突和感觉神经元的长树突统称为轴索，轴索外包有髓鞘或神经膜，成为神经纤维。神经纤维末端称为神经末梢。

　　从功能上神经元的结构可分为四个部分，感受区主要位于胞体和树突，一般是接受和整合信息的部位；动作电位产生区，如脊髓运动神经元的始段或皮肤感觉神经元的起始郎飞结；动作电位传导区主要是轴突，动作电位沿轴突传导；

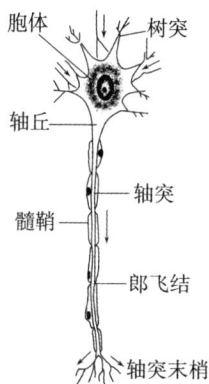

图 10-1　神经元的结构示意图

输出区主要是轴突末梢，动作电位到轴突末梢后通过释放递质等将信息传递下去。

2. 神经元的基本功能 神经元基本功能包括：①感受体内、外各种刺激而产生兴奋或抑制；②对不同来源的兴奋或抑制进行整合；③神经元通过其轴突传导神经冲动与其他神经元或组织系统建立联系，对生理功能进行调节；④中枢神经系统中的某些神经元本身还能分泌激素，它们可将中枢神经系统传来的神经信息，转变为激素信息，再调节组织、器官的功能。

（二）神经纤维的兴奋传导

神经纤维的主要功能是传导兴奋。神经纤维上传导的兴奋或动作电位称为神经冲动。神经冲动在神经纤维上传导是依靠兴奋部位与未兴奋部位之间的局部电流来完成的。

1. 神经纤维传导神经冲动的特征 ①完整性：神经冲动在神经纤维上正常传导，需要神经纤维在结构和功能上是完整的。如果神经纤维局部发生损伤或被切断，结构的完整性被破坏，或者结构虽完整，但局部有麻醉药物的阻滞导致功能的破坏均可使神经冲动传导受阻。②绝缘性：一条神经干包含成千上万条神经纤维，但是每条纤维传导神经冲动时基本上不相互干扰，表现为每条纤维传导兴奋时彼此绝缘的特点。③双向性传导：在实验条件下，刺激神经纤维上任何一点，只要刺激强度达到或超过阈值，产生的神经冲动可沿纤维向两端同时传播。但在整体活动中，神经冲动一般表现为单向传导，即从胞体传向末梢或者从末梢传向胞体。④相对不疲劳性：神经纤维在传导兴奋时其消耗的能量极少，电刺激神经纤维数小时，神经纤维仍能保持其传导兴奋的能力。

2. 神经纤维传导兴奋的速度 神经纤维传导兴奋的速度与神经纤维的直径、有无髓鞘、髓鞘的厚度以及温度有关。通常神经纤维的直径越粗，其传导兴奋的速度越快，这是因为直径大时神经纤维的电阻小，形成的局部电流强度大，传播的距离远。有髓神经纤维的传导速度比无髓神经纤维快，因为有髓神经纤维的兴奋传导是跳跃式的。在一定范围内温度升高可使传导速度加快。

（三）神经元的轴浆运输

神经元轴突内的胞浆称为轴浆，轴浆经常处于流动状态。神经元胞体和轴突之间的轴浆流动具有物质运输的作用，称为轴浆运输。轴浆运输可以分为自胞体向轴突末梢的顺向轴浆运输和自末梢向胞体的逆向轴浆运输。轴浆运输对维持神经元的结构和功能的完整具有重要作用，如切断轴突不仅轴突远端部分发生变性，而且近端甚至胞体也将产生功能障碍。

（四）神经的营养性作用和神经营养因子

神经元除了产生并传导冲动影响其支配的靶细胞功能活动外，还能通过其神经末梢经常性地释放某些化学物质，持续影响被支配组织的内在代谢活动，使被支配组织的组织结构、生化代谢及生理功能都发生一定的变化，这称为神经的营养性作用。神经的营养性作用在神经被切断或损伤后可明显表现出来，如切断运动神经或小儿麻痹症患者身上都可看到肌肉因失去神经的营养性作用而出现的肌内蛋白质、糖原合成减少，肌肉逐渐萎缩。

神经元对其所支配组织可产生营养性作用，反过来神经元所支配的肌肉或其他组织结构也能产生某些神经营养因子，神经营养因子对神经元前体细胞的分化、神经细胞的存活、生长、发育、再生有重要的影响。

二、神经胶质细胞

神经系统除了神经细胞外，还有数量更多的神经胶质细胞。分布在周围神经系统的神经胶质细胞主要是施旺细胞和卫星细胞；分布在中枢神经系统内有星形胶质细胞、少突胶质细胞、小胶质细胞等。神经胶质细胞的功能如下。

1. 支持、绝缘、屏障作用　在中枢神经系统内大量的神经胶质细胞充填于神经元及其突起之间的空隙内，为神经元提供一定的支持作用。神经胶质细胞还可分隔神经元，起隔离、绝缘作用。少突胶质细胞和施旺细胞还可形成有髓神经纤维的髓鞘，防止神经冲动传导时电流的扩散。

2. 修复、再生作用　神经胶质细胞具有分裂能力。当神经元损伤而发生变性坏死时，小胶质细胞能转变为巨噬细胞，参与变性、坏死神经元组织碎片的清除，而留下的缺损可由增生的星形胶质细胞来充填，从而起到修复和再生作用。

3. 代谢、营养作用　星形胶质细胞与神经元的营养物质运输以及代谢产物的排除有关。

4. 维持内环境的稳定　星形胶质细胞膜对 K^+ 有较高的通透性，并且其质膜上存在钠－钾泵，具有维持细胞内外 K^+ 平衡的作用。

5. 合成、分泌活性物质　星形胶质细胞可合成、分泌神经生长因子等活性物质，这些物质对维持神经元的生长、存活以及发挥正常功能具有重要作用。

6. 参与血－脑屏障的形成　星形胶质细胞的部分突起末端膨大成血管周足是构成血－脑屏障的重要部分。

7. 参与免疫应答　星形胶质细胞是抗原递呈细胞，能将结合的外来抗原递呈给 T 淋巴细胞。

第二节　神经元之间的相互作用

神经元之间或神经元与效应细胞之间在功能上密切联系，一个神经元的兴奋可以传递给另一个神经元或效应细胞，完成这一过程的结构为突触，其中神经元与效应细胞之间形成的突触又称为接头，如神经－肌接头。神经元之间或神经元与效应细胞间通过突触传递信息，彼此相互联系，构成机体复杂的神经网络。

突触传递的方式有多种，根据突触传递媒介物性质的不同，可分为化学性突触传递和电突触传递，前者的信息传递媒介物是神经递质，而后者的信息传递媒介物为局部电流。化学性突触传递根据突触前、后成分之间有无紧密的解剖学关系，又可分为定向突触传递和非定向突触传递两种方式。

一、经典的突触传递

（一）突触的微细结构

经典的突触传递通常指的是定向的化学性突触，其突触结构由突触前膜、突触后膜和突触间隙三部分组成（图 10 – 2）。突触前膜和突触后膜比邻近的细胞膜厚；突触间隙宽 20 ~ 40nm。在突触前膜轴浆内含有较多的线粒体和突触小泡，突触小泡内含高浓度的神经递质。

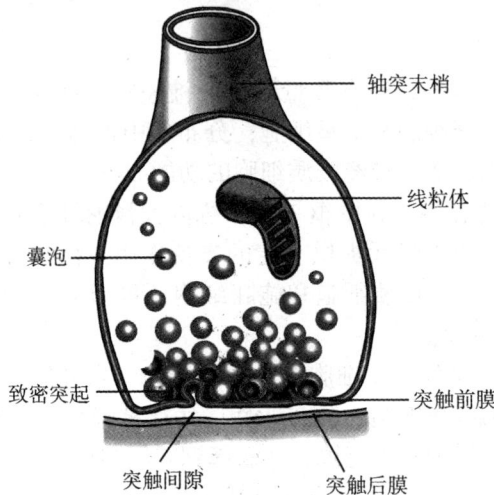

图 10 – 2　神经元突触的结构

（二）突触的分类

根据神经元相互接触的部位，通常将突触分为 3 类：①轴突 – 胞体式突触，一个神经元的轴突末梢与后继神经元的胞体形成的突触；②轴突 – 树突式突触：一个神经元的轴突末梢与后继神经元的树突形成的突触，这类突触最多见；③轴突 – 轴突式突触：一个神经元的轴突末梢与后继神经元的轴突形成的突触。此外，在中枢神经系统也存在树突 – 树突式、树突 – 轴突式、树突 – 胞体式突触等。

（三）突触传递过程

经典的突触传递是一个电 – 化学 – 电过程，可分为突触前和突触后两个阶段。

1. 突触前阶段　突触前神经元兴奋产生动作电位并传导至轴突末梢，突触前膜去极化使轴突末梢膜上电压门控的钙通道开放，Ca^{2+} 顺着浓度差从细胞外进入突触前膜。前膜内 Ca^{2+} 浓度升高，促发突触小泡与前膜接触、融合和破裂，最终使突触小泡内的神经递质呈量子式释放到突触间隙，释放的神经递质扩散到达突触后膜。

2. 突触后阶段　神经递质与突触后膜上相应的受体特异性结合，改变了突触后膜对 Na^+、K^+、Cl^- 的通透性，引起离子流动，使突触后膜产生相应的局部电变化，称为突触后电位。如果突触前神经元轴突末梢释放的是兴奋性递质，那么它与突触后膜上相应的受体结合后提高了膜对 Na^+、K^+ 等离子的通透性，尤其是 Na^+，引起 Na^+ 内流大于 K^+ 外流，从而导致突触后膜的去极化，产生兴奋性突触后电位（excitatory postsynaptic potential，EPSP）。众多 EPSP 经过总和达到阈电位水平，引起突触后神经元产生动作电位（图 10 – 3）；如果突触前神经元轴突末梢释放的是抑制性递质，那么它与突触后膜上相应的受体结合后提高了膜对 K^+、Cl^- 等离子的通透性，尤其是 Cl⁻，引起 Cl⁻ 内流大于 K⁺ 外流，从而导致突触后膜的超极化，产生抑制性突触后电位（inhibitory postsynaptic potential，IPSP）。IPSP 降低了突触后膜的兴奋性，IPSP 也可以总和，进一步抑制突触后神经元发生兴奋（图 10-4）。故突触后电位为局部电位。

一个神经元会同时接受许多兴奋性与抑制性突触的影响，既产生 EPSP 又产生 IPSP。因此，某一时间突触后膜的电位状态实际上是 EPSP 和 IPSP 的代数和，如果 EPSP 占优势，而且总和后能达到阈电位水平，突触后神经元就呈现兴奋状态，如果 IPSP 占优势，突触后神经元就呈现抑制状态。

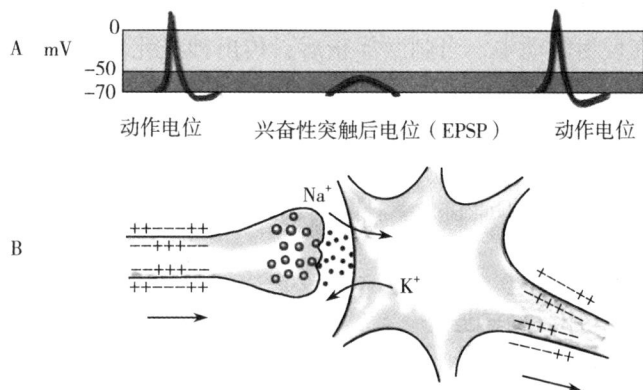

图 10-3 兴奋性突触后电位
A. 电位变化；B. 突触传递

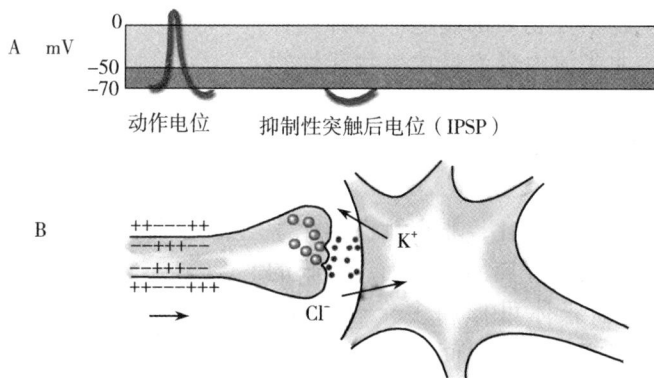

图 10-4 抑制性突触后电位
A. 电位变化；B. 突触传递

（四）突触传递的特征

1. 单向传递 由于突触结构和功能的特点，一般突触前膜释放递质，递质与突触后膜相应的受体结合，完成神经冲动的传递。因此，神经冲动通过突触传递只能从突触前神经末梢向突触后神经元方向传播，而不能逆传。

2. 突触延搁 兴奋经中枢传播时往往较慢，这一现象称为中枢延搁，因为化学性突触传递须经历递质释放、递质扩散并与后膜受体结合，以及后膜离子通道开放等多个环节。兴奋通过一个突触至少需要 $0.3\sim0.5ms$。

3. 兴奋的总和 在兴奋性突触传递时，一次冲动所引起的 EPSP 不足以使突触后神经元产生动作电位。但若干传入纤维引起的多个 EPSP 则可发生空间性总和与时间性总和，如果总和后的 EPSP 达到阈电位水平就使突触后神经元产生动作电位。IPSP 也可以产生类似的时间性总和与空间性总和。

4. 兴奋节律的改变 反射活动中，传出神经纤维的放电频率和传入神经纤维的放电频率往往不同，提示兴奋通过中枢的突触传递，兴奋节律发生了改变。这是因为突触后神经元常同时接受多个突触传递，且神经元本身及中间神经元功能状态也可能不同，因此最后传出冲动的频率取决于各种影响因素的综合效应。

5. 后发放 在反射活动中，当刺激停止后，传出神经元仍可在一定时间内继续发放神经冲动，这种现象称为后发放。后发放的结构基础是神经元之间的环状联系。

6. 对内环境变化的敏感性和易疲劳性 因为突触间隙与细胞外液相通，因而内环境理化因素的变化，如缺氧、CO_2 分压增高、pH 变化、麻醉剂等都可以影响突触部位的兴奋传递。另外，当重复快速刺激突触前末梢时，突触后神经元放电频率逐渐减少，说明突触传递容易疲劳。

二、非突触性的化学传递

非突触性的化学传递是一种无经典突触结构的化学传递。在研究交感神经对心肌、平滑肌的支配时，发现此类神经轴突末梢有许多分支，分支上布满串珠状膨大结构，称为曲张体。曲张体内含有许多内含生物活性物质的囊泡。当神经冲动到达轴突末梢，曲张体内囊泡释放生物活性物质，这些物质通过扩散到达邻近的靶细胞，与靶细胞膜上的受体结合而产生一定生理效应（图 $10-5$）。

与化学性的突触传递相比，非突触性的化学传递有如下特点：①没有经典的突触前、后膜的特化结构；②一个曲张体可作用多个靶细胞；③化学递质弥散距离远，传递时间长；④化学递质有无效应取决于靶细胞膜上有无相应的受体。

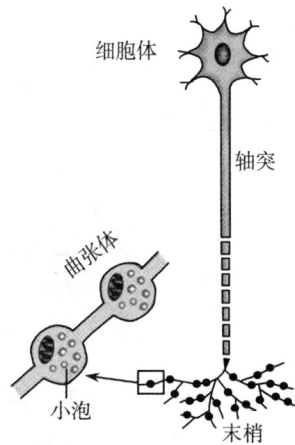

图 $10-5$ 非突触性的化学传递模式图

三、电突触传递

电突触传递的结构基础是缝隙连接，连接处相邻两细胞膜仅相隔 $2\sim3nm$，膜两侧由类似桥状结构的水相通道蛋白连接组成，允许带电离子和直径小于 $1nm$ 的分子通过。由于电突触无突触前、后膜之分，因此，它的传递是双向的。电突触是低电阻通道，局部电流可以迅速通过，传递速度很快，几乎不存在潜伏期。电突触广泛存在中枢神经系统内，其功能主要是促进不同神经元产生同步性活动。

第三节　神经递质和受体

神经递质是神经系统内神经元之间信息传递的重要化学信使，而神经递质作用于相应的受体才能完成信息传递作用。因此，神经递质和受体经常用作药理学研究和临床疾病的治疗。

一、神经递质

（一）神经递质的定义和鉴定

神经递质（neurotransmitter）是指由神经元合成，突触前末梢释放，能特异性地作用于突触神经元或效应细胞的受体，并使突触后神经元或效应细胞产生一定效应的信息传递物质。根据神经递质的化学结构，可将他们分为若干大类（表10-1）。

中枢神经系统内存在许多化学物质，而某种化学物质被确定为神经递质，必须符合下列条件：①在突触前神经元内存在具有合成递质的前体物质和合成酶系统；②递质存储于突触小泡内，当神经冲动到达时，小泡内递质释放到突触间隙；③突触前神经元兴奋所释放的递质能与突触后膜上的受体结合，产生某种生理效应，而用递质的拟似剂或受体阻断剂可产生加强或阻滞递质的效应；④存在递质灭活酶或摄取回收机制；⑤有特异的受体激动剂和拮抗剂，能分别模拟或阻断相应递质的突触传递作用。

表 10-1　哺乳类动物主要神经递质的分类

分类	家族成员
胆碱类	乙酰胆碱
单胺类	多巴胺、去甲肾上腺素、肾上腺素、5-羟色胺、组胺
氨基酸类	谷氨酸、门冬氨酸、甘氨酸、γ-氨基丁酸
肽类	下丘脑调节肽、血管升压素、催产素、P物质及其他速激肽、阿片肽（β-内啡肽、脑啡肽、强啡肽）、脑-肠肽、血管紧张素Ⅱ、心房钠尿肽、降钙素基因相关肽、神经肽Y等
嘌呤类	腺苷、ATP
气体类	一氧化氮、一氧化碳
脂类	花生四烯酸及其衍生物、神经类固醇

1. 胆碱类递质　胆碱类递质主要成员是乙酰胆碱（acetylcholine，ACh），其是胆碱的乙酰酯。以 ACh 为递质的神经元统称为胆碱能神经元，末梢释放 ACh 递质的神经纤维称为胆碱能神经纤维。胆碱能神经元在中枢神经系统内分布极为广泛，如脊髓前角运动神经元，丘脑后部腹侧的特异性感觉投射神经元，脑干网状结构上行激动系统的各个环节神经元。在外周神经系统中，胆碱能神经元主要包括全部交感神经和副交感神经的节前纤维、绝大多数副交感神经节后纤维、支配骨骼肌的运动神经纤维、少数交感神经节后纤维（如支配汗腺和支配骨骼肌血管的舒血管纤维）都属于胆碱能纤维。

2. 单胺类递质　单胺类递质包括去甲肾上腺素（noradrenaline，NA 或 norepinephrine，NE）、肾上腺素（adrenaline 或 epinephrine，E）、多巴胺（dopamine，DA）和 5-羟色胺（serotonin，5-HT）等。凡以 NE 或 E 为递质的神经元称为肾上腺素能神经元。

在中枢神经系统内，肾上腺素能神经元主要位于低位脑干，尤其是延髓网状结构的腹外侧、脑桥蓝斑和中脑的网状结构。合成 DA 的神经元胞体主要分布在黑质 - 纹状体、中脑 - 边缘系统和结节 - 漏斗三个部分。在外周，单胺类递质主要是 NA。大部分交感神经节后纤维都释放 NA。以 NA 为递质的神经纤维均称为肾上腺素能纤维。

3. 氨基酸类递质　氨基酸类递质包括兴奋性氨基酸和抑制性氨基酸两类。兴奋性氨基酸主要有谷氨酸和门冬氨酸。谷氨酸是哺乳动物中枢内最主要的兴奋性递质。抑制性氨基酸主要有 γ - 氨基丁酸（GABA）和甘氨酸。GABA 广泛分布于中枢神经系统，是脑内最主要抑制性递质。

4. 肽类递质　肽类递质种类很多，包括阿片肽、脑肠肽、P 物质以及神经激素肽等。在中枢神经系统内有脑啡肽、β - 内啡肽、强啡肽等阿片肽等。

（二）调质的概念

神经调质是指神经元产生的、在神经元之间起调节信息传递效率的物质，它们能增强或减弱递质的作用。实际上递质和调质并无明确的界限。

（三）递质的共存

脑内有许多神经元内可以存在两种或两种以上的递质（或调质）；其末梢可同时释放两种或两种以上的递质（或调质），这种现象称为递质的共存。递质共存的生理意义在于协调某些生理过程。

二、神经递质的受体

（一）受体的概念及其特点

神经递质受体（receptor）是指突触后膜或神经元支配的效应器细胞膜上或细胞内某些特殊蛋白质结构，神经递质必须与它结合才能完成信息传递，产生生物效应。能与受体发生特异性结合并能产生生物效应的化学物质称为受体的激动剂，只发生特异性结合，但不产生生物效应的化学物质称为受体的拮抗剂，两者统称配体。

受体与配体的结合具有以下 3 个特点：①特异性，一定的受体只能与特定的配体结合，才能产生特定生物效应，但这种特异性是相对的。②饱和性，由于分布在细胞膜上的受体数量有限，因此，能结合配体的受体数量也是有限的。③可逆性，一般配体与受体的结合是可逆的，但有些拮抗剂与受体结合几乎不可逆结合。

（二）受体的分类

受体一般以其天然的配体进行分类和命名，如以 ACh 为天然配体的胆碱能受体和以 NA 为天然配体的肾上腺素能受体。各类受体又分成不同的亚型。

1. 胆碱能受体　能与 ACh 特异性结合并产生生物效应的受体称为胆碱能受体。根据其药理特性不同，胆碱能受体分为两种：毒蕈碱受体（muscarinic receptor，简称 M 型受体）和烟碱受体（nicotinic receptor，简称 N 型受体）。

（1）毒蕈碱受体：毒蕈碱是从有毒伞菌科植物中提取到的一种生物碱，它能模拟 ACh 对心肌、平滑肌和腺体的刺激作用，所以这些作用也称为毒蕈碱样作用（M 样作用），相应的受体称为毒蕈碱受体（M 型受体）。M 型受体存在于大多数副交感神经节后纤维支配的效应器细胞膜上，少数存在于交感神经节后纤维支配的汗腺和骨骼肌血管的平滑肌上。当 ACh 与 M 型受体结合，会产生一系列自主神经节后胆碱能纤维兴奋的效应，如心脏活动抑制、胃肠道及膀胱平滑肌收缩、瞳孔括约肌收缩、消化腺的分泌增加，以及汗腺分泌增加和骨骼肌血管的舒张等。阿托品是 M 型受体的阻断剂，它能阻断 ACh 的 M 样作用。

（2）烟碱受体：烟碱也称尼古丁，存在于烟草中的一种生物碱，它能模拟 ACh 兴奋自主神经节神经元及引起骨骼肌收缩作用，这些作用也称为烟碱样作用（N 样作用），其相应的受体称为烟碱受体（N 型受体）。N 型受体分为 N_1 和 N_2 两个亚型，N_1 型受体存在于交感和副交感神经节的突触后膜上，N_2 型受体存在于神经－肌肉接头的终板膜上。在外周神经系统，筒箭毒可阻断 N 受体，包括阻断 N_1 和 N_2 受体。N_1 受体能被六烃季铵特异性阻断，N_2 受体能被十烃季铵特异性阻断，后者在临床上可用作肌肉松弛剂。

2. 肾上腺素能受体 能与 E 和 NE 特异性结合并能产生生理作用的受体称为肾上腺素能受体。肾上腺素能受体可分为 α 型肾上腺素能受体（α 受体）和 β 型肾上腺素能受体（β 受体）两种。

（1）α 受体 α 受体又可分为 α_1 和 α_2 两个亚型。α_1 受体主要分布在小血管平滑肌上，尤其是在皮肤、胃肠和肾脏等内脏血管平滑肌上，也分布于子宫平滑肌、胃肠道括约肌和瞳孔扩大肌上。NE 与 α_1 受体结合主要产生兴奋效应，引起血管、子宫平滑肌、胃肠道括约肌和瞳孔扩大肌的收缩等。此外，也有少数产生抑制性的效应，如 NE 与小肠平滑肌 α_2 受体结合时，使它们发生舒张。α_2 受体主要分布在肾上腺素能纤维末梢的突触前膜上，对突触前 NE 的合成和释放起负反馈性的调节作用。酚妥拉明是 α 受体的特异性阻断剂，而哌唑嗪和育亨宾可分别选择性阻断 α_1 和 α_2 受体。

（2）β 受体 β 受体分布范围较广，除了骨骼肌和腹腔内脏血管平滑肌外，还广泛分布于心肌、支气管平滑肌、胃肠道平滑肌、膀胱平滑肌和子宫平滑肌等部位。β 受体分为 β_1、β_2 和 β_3 三个亚型。E 和 NE 与心肌 β_1 受体结合产生兴奋性的效应，使心率加快、收缩加强；而 E 和 NE 与平滑肌上 β_2 受体结合一般产生抑制性的效应，如血管舒张、支气管舒张、小肠及子宫平滑肌舒张。β 受体特异性拮抗剂是普洛奈尔（又名心得安），β_1 受体的阻断剂为阿替洛尔和美托洛尔，β_2 受体阻断剂为丁氧胺（又名心得乐）。

3. 其他递质受体 除气体分子类神经递质尚未发现特定受体外，单胺类、氨基酸类、肽类和嘌呤类神经递质均有相应受体。

第四节 神经系统活动的一般规律

人体中枢神经系统内神经元数量巨大，神经元之间的突触联系庞大复杂，再加之种类繁多的递质及受体系统，决定了神经系统活动极为复杂。

一、反射

神经系统实现其功能的基本方式是反射。反射弧是反射活动的结构基础。在反射活动中，既存在低级中枢水平的整合，也有高级中枢水平的整合活动，通过多级水平的整合，使反射活动具有更大的复杂性和更强的适应性。

俄罗斯生理学家巴甫洛夫通过对大脑皮层功能系统的研究，将反射分为非条件反射和条件反射两类。非条件反射是指生来就有的、数量有限、反射弧固定、形式比较低级的反射活动，包括食物反射、防御反射和性反射等一些属于本能类的反射。非条件反射是人和动物在长期发展和进化中形成的，对个体和种系的生存有重要意义。条件反射是指通过后天的学习和训练，在非条件反射基础上建立起来的，数量几乎无限的、反射弧不固定的高级反射形式；其可以建立，也可以消退。条件反射是人和动物在个体的生活过程中建立起来的，使机体对环境变化具有更强的适应力和预期性。高等动物形成条件反射的主要中枢部位在大脑皮层。

二、中枢神经元的联系方式

神经元按其在反射弧中所处位置的不同分为传入神经元、中间神经元和传出神经元三种。神经元数量巨大，联系复杂，其联系方式主要有图 10-6 所示几种。

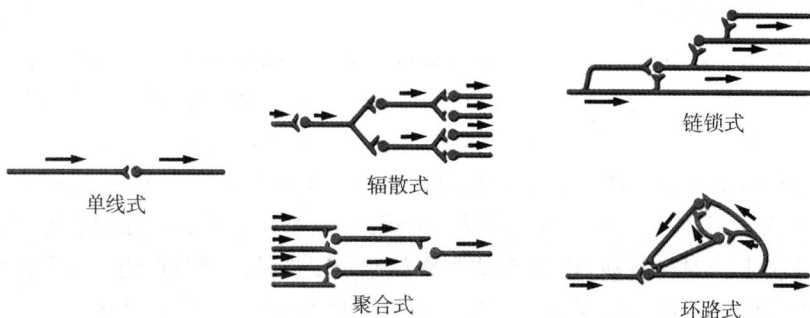

图 10-6　中枢神经元联系方式模式图

（一）单线方式

单线式联系是指一个突触前神经元仅与一个突触后神经元发生突触联系。例如视网膜中央凹处的一个视锥细胞通常只与一个双极细胞形成突触联系，而一个双极细胞也只与一个神经节细胞形成突触联系，这种联系使视锥系统具有较高的分辨率。

（二）辐散方式

一个神经元的轴突末梢通过其分支与其他许多神经元建立突触联系的方式称为辐散方式。通过这种联系方式，可使一个神经元信息扩布到许多神经元，使它们同时发生兴奋或抑制。辐散联系方式多见于感觉传入通路上。

（三）聚合方式

许多神经元的轴突末梢，共同与同一神经元建立突触联系的方式称为聚合方式。这种联系方式使来源不同的神经元的兴奋和抑制在同一神经元上发生整合。这种联系方式在传出通路中多见。

（四）链锁方式

链锁方式是指中间神经元在扩布冲动的同时，通过其发出的侧支直接或间接将冲动扩布到其他神经元的一种方式。兴奋通过链锁方式可在空间上加强或扩大作用范围。

（五）环状方式

环状方式是一个神经元与中间神经元发生突触联系，中间神经元反过来直接或间接地再作用于该神经元的一种方式。环状方式联系是反馈调节和后发放现象的结构基础。兴奋通过环状联系时，如果环路内各神经元效应一致，则兴奋得到加强和延续；如果环路内某些神经元是抑制性的，并返回到原来的兴奋神经元构成抑制性突触，则使原来的神经元活动减弱或终止。

三、中枢抑制

在任何反射活动中，反射中枢总是既有兴奋又有抑制，从而保证反射活动的协调进行。中枢抑制根据其产生机制不同，可分为突触后抑制和突触前抑制两类。

突触后抑制是指抑制性中间神经元兴奋时，其末梢释放抑制性的神经递质，使与其发生联系的突触后神经元产生 IPSP 而发生抑制。因此，突触后抑制又称超极化抑制。根据抑制性中间神经元联系方式的不同，突触后抑制可分为传入侧支性抑制和回返性抑制两种。

1. 传入侧支性抑制　传入侧支性抑制是指传入纤维进入中枢后，除兴奋某一中枢神经元外，还发出侧支兴奋另一个抑制性中间神经元，通过抑制性中间神经元释放抑制性递质，转而引起另一中枢神经元产生 IPSP 而发生的抑制（图 10 - 7）。这种抑制的生理意义是能使不同中枢之间的反射活动得以协调地进行。

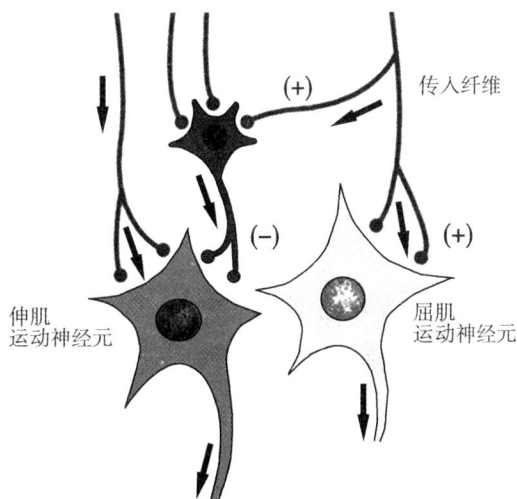

图 10 - 7　传入侧支性抑制

2. 回返性抑制　回返性抑制是指某一中枢神经元兴奋时，其传出冲动沿着轴突外传的同时，又经其轴突侧支兴奋另一个抑制性中间神经元。该抑制性的中间神经元兴奋后回返作用于原先发动兴奋的神经元以及同一中枢的其他神经元，抑制它们的活动（图 10 - 8）。回返性抑制是一种负反馈控制方式，其意义在于使神经元活动及时终止，也促使同一中枢内神经元之间的活动步调一致。例如脊髓前角运动神经元和闰绍细胞之间的联系。闰绍细胞是一种抑制性中间神经元，脊髓前角运动神经元的侧支与其构成突触联系，闰绍细胞再通过发出的短轴突与该运动神经元或同类的其他运动神经元形成突触联系，然后释放抑制性递质（甘氨酸）使运动神经元的活动受到抑制。如破伤风毒素破坏闰绍细胞的功能，将出现强烈的肌痉挛。

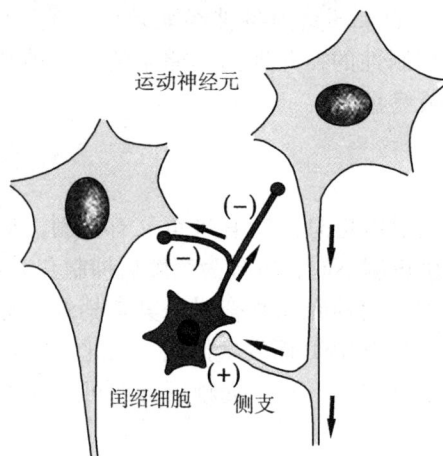

图 10 - 8　回返性抑制

第五节　神经系统的感觉分析功能

感觉（sensation）是客观物质世界在脑的主观反映，是机体赖以生存的重要功能之一。内、外环境的刺激，首先作用于机体的感受器，然后被转换成感觉传入神经上的神经冲动，经特定的神经传导通路传导到中枢，经过中枢神经系统的整合和分析，最终在大脑皮层产生相应的感觉，故神经系统具有感觉分析功能。

一、脊髓的感觉功能

躯体感觉的传入神经冲动大部分经脊髓后根进入脊髓，然后分别经不同的感觉传导通路传向大脑皮层。因此，脊髓在神经系统感觉分析中起重要的传导作用。

（一）浅感觉传导路径

浅感觉传导路径主要传导轻触觉、温度觉和痛觉。其传入纤维由后（背）根的外侧部进入脊髓，在后角更换神经元，然后发出纤维在脊髓中央管前交叉到对侧，再分别经脊髓丘脑前束（传导轻触觉）和脊髓丘脑侧束（传导痛、温觉）上行抵达丘脑（图10 - 9）。

（二）深感觉传导路径

本体感觉主要来自深部肌肉、肌腱和关节等部位，主要是对躯体空间位置、姿势、运动状态的感觉。深感觉传导路径主要传导本体感觉和深压觉。其传入纤维由后根的内侧部进入脊髓，上行支在同侧后束中上行，抵达延髓下部的薄束核和楔束核更换神经元，再发出纤维交叉到对侧，经内侧丘系至丘脑（图10 - 9）。

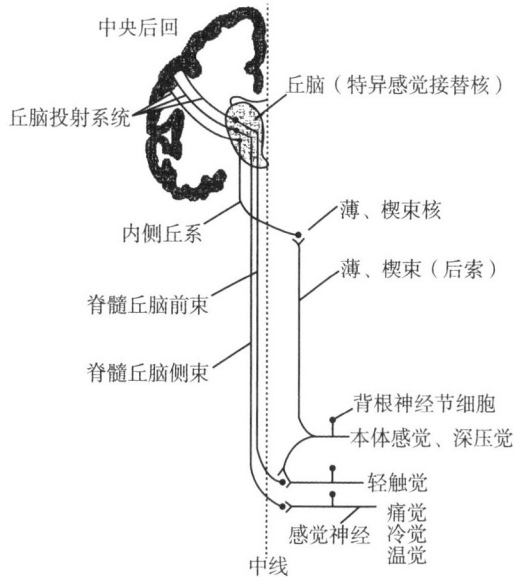

图 10 - 9　躯体感觉传递通路示意图

在脊髓内，由于传导轻触觉、温度觉和痛觉的纤维是先交叉后上行；而传导本体感觉和深压觉的纤维则是先上行后交叉，因此在脊髓半横断的情况下，临床表现为：在离断水平对侧下方出现浅感觉障碍，在离断水平同侧的下方出现深感觉障碍。

二、丘脑的感觉功能

丘脑是大脑皮质不发达动物的感觉最高中枢。在大脑皮质发达的动物，丘脑是各种感觉传入通路的重要中继站，一方面接受感觉传入信息，并进行初步的整合和分析，另一方面通过感觉投射系统将信息投射到大脑皮层。

（一）丘脑的核团

丘脑的各种细胞群或核团从功能上可分为以下三类。

1. 特异感觉接替核群　特异感觉接替核群主要包括后腹核、外侧膝状体和内侧膝状体等。特异感觉接替核接受第二级感觉投射纤维，换元后发出纤维投射到大脑皮层的特定的感觉区，产生特定的感觉。

2. 联络核群　联络核群包括丘脑前核、丘脑外侧核、丘脑枕等。它们不直接接受感觉的投射纤维，只接受特异性感觉接替核和其他皮层下中枢上行的纤维，换元后发出纤维投射到大脑皮层的一定区域，可能参与各种感觉的联系、内脏活动以及皮层对运动的调节。

3. 非特异投射核群　非特异投射核群是指靠近中线的内髓板以内的细胞群，包括中央中核、中央外核、束旁核等。这类细胞群发出纤维不直接投射到大脑皮层，而是间接地通过多次换元后，再弥散地投射到大脑皮层广泛区域，起着维持大脑皮层兴奋状态的作用。

（二）感觉投射系统

根据丘脑各部分向大脑皮层投射特征的不同，可把感觉投射系统分为特异投射系统和非特异投射系统两类。

1. 特异性投射系统 丘脑特异感觉接替核群及其投射到大脑皮层的神经通路称为特异性投射系统（specific projection system）。一般人体各种感觉，如躯体感觉、视觉、听觉（嗅觉除外），由经典的感觉传导通路上行到丘脑，都要在特异感觉接替核群和联络核群交换神经元，然后发出纤维投射到大脑皮层的特定区，主要终止于皮层的第四层，具有点对点投射的关系。特异性投射系统的功能主要是引起特定的感觉，并激发大脑皮层发出神经冲动。丘脑联络核群因在结构上与大脑皮层有特定的投射关系，也归于特异投射系统，主要起联络和协调作用。

2. 非特异性投射系统 丘脑非特异投射核群及其投射至大脑皮层的神经通路称为非特异性投射系统（nonspecific projection system）。经典感觉传导通路上的第二级感觉神经元的上行纤维经过脑干时，它们发出侧支与脑干网状结构的神经元发生多次突触联系，再到达丘脑髓板内核群，最后弥散地投射到大脑皮层广泛区域，不具有点对点投射关系。非特异性投射系统在脑干网状结构内多次交换神经元，失去了感觉传导的专一性，不能产生特定感觉。该系统是不同感觉的共同上行通路，其主要功能是维持和改变大脑皮层的兴奋状态。

三、大脑皮层的感觉功能

大脑皮层是神经系统感觉分析功能的最高级中枢。各种感觉信息经丘脑感觉投射系统投射到大脑皮层的相应感觉区，经过大脑皮层的综合分析才能产生各种感觉。躯体感觉、视觉、听觉等不同性质的感觉在大脑皮层有不同代表区。

（一）体表感觉代表区

体表感觉代表区包括第一体表感觉区和第二体表感觉区，其中第一体表感觉区是全身体表感觉的主要投射区。第一体表感觉区位于中央后回。这里的细胞以纵向的柱状排列构成感觉皮层的最基本的功能单位，称为感觉柱。一个感觉柱是一个传入－传出信息的整合处理单位。第一感觉区的感觉投射有以下规律：①交叉性投射，即身体一侧的传入冲动向对侧皮层投射，但是头面部是双侧投射；②倒置性投射，即下肢代表区在顶部，上肢及躯干代表区在中间部，头面部在底部，总的安排是倒置的，但头面部内部仍是正立安排；③投射的不均匀性，即投射区域的大小和不同体表部位的感觉敏感程度有关，分辨越精细的部位代表区越大，反之则代表区越小。

（二）本体感觉代表区

本体感觉主要是对躯体空间位置、姿势、运动状态的感觉。中央前回是运动区，但其同时也是人和灵长类动物的本体感觉投射区。

四、痛觉

痛觉是各种伤害性刺激作用于机体时，引起的一种不愉快的感觉，通常伴有情绪变化和防御反应。痛觉是机体受到伤害的一种警示信号，具有保护意义。

（一）痛觉感受器和致痛物质

一般认为痛觉感受器是游离神经末梢，它们分布非常广泛。各种形式的伤害性刺

梭内肌的两端为其收缩成分，因此当梭外肌收缩时，肌梭中部感受装置所受的牵拉刺激减少；而当梭内肌两端的收缩成分收缩时，肌梭中部感受装置受牵拉，对牵拉刺激的敏感性增高。

3. 牵张反射的反射弧 腱反射和肌紧张的反射弧基本相似（图 10-10），其反射的过程为：肌肉受到牵拉引起肌梭感受器兴奋，神经冲动沿传入神经纤维进入脊髓，传入信息在中枢的脊髓前角 α 运动神经元整合后，经 α 传出纤维传至受牵拉的同一块肌肉，引发肌肉收缩。腱反射的反射弧比较简单，临床上常用测定腱反射的方法来了解神经系统的功能状态。

除肌梭外，腱器官也属于牵张感受装置，它分布于肌腱胶原纤维之间，与梭外肌串联排列。腱器官是一种张力感受器，腱器官兴奋使牵张反射受到抑制，以免被牵拉肌肉受到损伤。

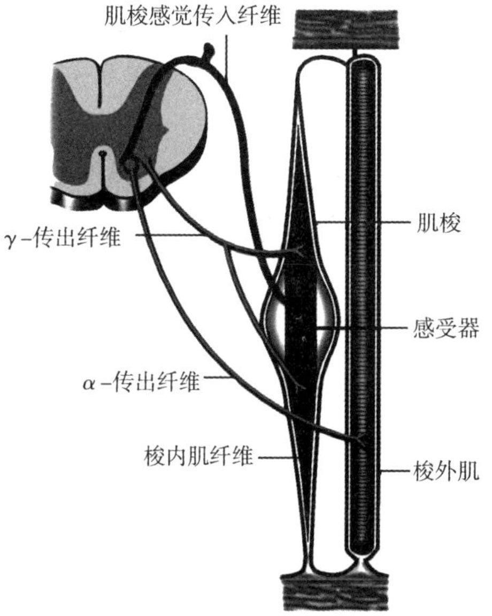

图 10-10 牵张反射示意图

二、脑干对肌紧张及姿势的调节

脑干接受视神经、听神经、肌梭感受器等传入信息，对肌紧张和姿势进行控制和调节。

1. 脑干网状结构 动物实验发现脑干网状结构中存在加强或抑制肌紧张或肌运动的区域，其中加强肌紧张或肌运动的区域称为易化区，包括延髓网状结构背外侧部、脑桥的被盖、中脑中央灰质及被盖。抑制肌紧张或肌运动的区域称为抑制区，范围较小，主要位于延髓网状结构的腹内侧部。在脑干网状结构中，由于易化区的活动较强，因此在肌紧张的调节中占优势。

此外，大脑皮层抑制区、纹状体（尾、壳核）和小脑前叶蚓部等区域也有抑制肌紧张的作用；而前庭核、小脑前叶两侧部和后叶中间部等部位则有加强肌紧张作用。

这些区域的功能可能是通过脑干网状结构的抑制区和易化区来完成的。

2. 去大脑僵直　在动物中脑上、下丘之间切断脑干后，动物立即出现抗重力肌（伸肌）肌紧张亢进，四肢伸直，坚硬如柱，头尾向背侧昂起，此现象称为去大脑僵直。

去大脑僵直的原因是由于在中脑上、下丘之间切断脑干后，切断了大脑皮层、纹状体等部位与网状结构的功能联系，造成脑干网状结构中抑制区活动减弱，易化区的作用占优势，导致肌紧张增强。一般情况下，由于伸肌是抗重力肌，因此，伸肌肌紧张增强在去大脑僵直时表现明显。

三、小脑的运动调节功能

小脑在维持身体平衡、调节肌紧张和协调随意运动等方面均有重要作用。小脑皮层按原裂及后外侧裂横向分为前叶、后叶和绒球小结叶；按正中及外侧纵向分为蚓部、半球中间部和半球外侧部（图 10 – 11）；根据小脑的神经纤维联系和功能的不同，将小脑划分成三个部分：前庭小脑、脊髓小脑和皮层小脑。

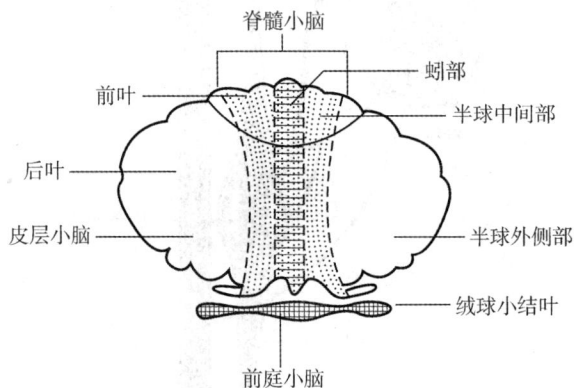

图 10 – 11　小脑的分区

（一）前庭小脑

前庭小脑主要由绒球小结叶构成。前庭小脑的主要功能是控制躯体平衡和眼球运动。实验切除猴的绒球小结叶后，身体平衡难以保持，出现站立不稳，但随意运动仍协调。临床上，前庭小脑受损伤的患者，步基宽、站立不稳、步态蹒跚和容易跌倒。前庭小脑还具有协调头部运动时眼睛的凝视运动的作用。

（二）脊髓小脑

脊髓小脑由蚓部和半球中间部构成。脊髓小脑的主要功能是调节正在进行过程中的运动，协助大脑皮层对随意运动进行适时的控制。脊髓小脑损伤后，随意运动的力量、方向及限度发生紊乱，出现小脑性共济失调的表现，如在完成动作时把握不住动作的方向及在动作的终末出现震颤，称意向性震颤；快速指鼻运动时，患者不能正确地指出鼻的位置等。

脊髓小脑还具有调节肌紧张的功能。小脑对肌紧张的调节具有易化和抑制双重作用，在进化过程中，小脑对肌紧张的抑制作用逐渐减弱，而易化作用逐渐占优势，因此人类的小脑损伤主要表现为肌紧张降低的肌无力的症状。

（三）皮层小脑

皮层小脑由半球外侧部构成。这部分小脑主要与大脑皮层感觉区、运动区和联络区有联系。皮层小脑与大脑皮层运动区、感觉区和联络区之间的联合活动与运动计划的形成和运动程序的设计密切相关。

四、基底神经节的运动调节功能

基底神经节是大脑皮层下一个重要的运动中枢，与小脑在躯体运动方面的功能相似，其与随意运动的稳定、肌紧张的控制、本体感觉传入信息的处理和躯体运动的整合等密切相关。

（一）基底神经节的组成

基底神经节是指皮层下一些核团的总称，包括尾状核、壳核、苍白球、丘脑底核、中脑黑质和红核。尾状核、壳核和苍白球合称为纹状体，其中苍白球进化上较古老，称为旧纹状体；而尾状核和壳核进化上较新，称为新纹状体。基底神经节各核团之间及与大脑皮层等其他脑区之间在结构和功能上存在着广泛联系。

（二）与基底神经节损害有关的疾病

基底神经节与躯体运动的调节密切相关，临床上基底神经节损害的表现可分为两大类：一类是具有运动过少而肌紧张过强的综合征；另一类是具有运动过多而肌紧张不全的综合征。前者见于震颤麻痹（帕金森病），后者见于舞蹈病与手足徐动症。

1. 震颤麻痹 震颤麻痹又称帕金森病，其主要症状是全身肌紧张增强，肌肉强直，随意运动减少，动作缓慢，面部表情呆板，常伴有静止性震颤，震颤静止时出现，情绪激动时增强，随意运动时减少，入睡后停止。震颤麻痹的病因，目前认为主要是中脑黑质的多巴胺能神经元变性所致。临床上用多巴胺的前体物质左旋多巴或 M 受体拮抗剂东莨菪碱或安坦可改善震颤麻痹的症状。

2. 舞蹈病 舞蹈病又称亨廷顿病，主要表现为肌张力降低及不自主运动过多，上肢与头部常不自主地舞蹈样摆动，随意运动幅度过大。其病因是双侧新纹状体病变，新纹状体内 γ-氨基丁酸能神经元变性或遗传性缺失。临床上用药物利血平耗竭脑内多巴胺可减轻舞蹈病的症状。

五、大脑皮层对随意运动的调节

大脑皮层是运动的最高级中枢，由其发动的随意运动十分复杂，至今仍不十分清楚。随意运动的指令发自于大脑皮层的运动区，沿特定的下行传导通路到达脊髓和脑干的运动神经元，引起随意运动。随意运动是一种有计划的、通过学习获得的有技巧的、有目的的运动，受大脑皮层的传出指令调控，有次序地激活相关肌群，而感觉反馈信息可使操作更趋完美。

（一）皮层运动区

在人和灵长类动物，中央前区（4 区）和运动前回（6 区）是控制躯体运动的最主要的区域。运动区有以下一些功能特征：①支配的交叉性，即一侧皮层主要支配对侧躯体的肌肉；但头面部除下部面肌及舌下神经支配的舌肌是受对侧皮层控制外，其余部分均为双侧性支配。②功能定位的精细性，即一定部位皮层的刺激引起一定肌肉的收缩。皮层代表区的大小与运动的精细复杂程度有关，运动愈精细而复杂的肌肉，其代表区也愈大。③运动区排布的倒置性，即从运动区的上下分布来看，其定位安排呈身体的倒影，下肢代表区在顶部，上肢代表区在中间部，头而部肌肉代表区在底部（头面部代表区内部的安排仍为正立）。

大脑皮层运动区的细胞也呈纵向柱状排列，在垂直方向切面上，组成大脑皮层的基本功能单位，称为运动柱。一个运动柱可控制同一关节的几块肌肉的活动，而一个肌肉可接受几个运动柱的控制。

（二）运动传导系统及功能

随意运动的传导通路十分复杂，主要包括：①皮质脊髓侧束主要调控肢体远端肌肉的精细性、技巧性运动。皮层脊髓前束主要调控躯干和近端肢体的肌肉运动，与姿势的维持和粗大的运动动作有关。②皮层脑干束主要支配面、舌、咽喉部肌肉等。③由上述通路发出的侧支或一些直接起源于皮层运动区的纤维也参与姿势及运动调节。

（三）运动区和传导通路损伤对运动的影响

人类单侧中央前回的损伤就会使对侧肢体完全丧失随意运动的能力。在灵长类动物实验中，高度选择性地破坏皮层脊髓侧束后，动物持久地丧失用两手拾起细小物品的能力，但仍保留腕以上部位的运动能力，动物仍能大体上应用其手，并能站立和行走。运动传导通路损伤后，临床上常出现柔软性麻痹和痉挛性麻痹两种表现。

第七节　神经系统对内脏活动的调节

人体内脏器官的活动主要受自主神经系统的调节，自主神经系统也可称为内脏神经系统。自主神经系统并不是完全独立自主的，它同时还接受中枢神经系统的控制。

一、自主神经系统

自主神经系统包含传出神经和传入神经，但习惯上，自主神经系统仅指支配内脏器官的传出神经，并将其分为交感神经和副交感神经两部分。它们分布于内脏、心血管和腺体并调节这些器官的功能。

（一）交感和副交感神经的结构特点

1. 中枢起源　交感神经起源于脊髓胸腰段灰质侧角；副交感神经起源于脑干内的第Ⅲ、Ⅶ、Ⅸ、Ⅹ对脑神经核及第 2~4 骶段脊髓相当于灰质侧角的部位。

2. 传出纤维　由脑和脊髓发出的自主神经纤维先在外周神经节内更换神经元，再由节内神经元发出神经纤维支配效应器。由中枢发出至外周神经节的神经纤维称为节前纤维，由神经节内神经元发出至效应器的神经纤维称为节后纤维。

大多数交感神经在离开中枢不远的交感神经节内换元，这些神经节离效应器较远，因此，交感神经的节前纤维较短，而节后纤维较长。相反，副交感神经节多数位于效应器旁或效应器内，因此，副交感神经的节前纤维较长，而节后纤维较短。

在外周神经节中，一条交感神经节前纤维往往与多个节内神经元形成突触联系；而一条副交感神经节前纤维常与 1～2 个节内神经元形成突触联系。由于节前和节后纤维的比例不同，交感神经的兴奋可引起广泛的节后纤维兴奋，产生的反应较弥散；而副交感神经兴奋产生的反应较局限。

3. 对效应器的支配 交感神经分布非常广泛，几乎支配全身所有的内脏器官；而副交感神经支配的器官较为局限，某些器官不具有副交感神经支配，如皮肤和肌肉的血管、一般的汗腺、竖毛肌和肾上腺髓质仅受交感神经支配。但大多数器官接受交感神经和副交感神经的双重支配。

（二）自主神经系统的功能

自主神经系统的主要功能是调节心肌、平滑肌、消化腺、汗腺和部分内分泌腺的活动（表 10-2）。交感和副交感神经的功能主要是通过去甲肾上腺素和乙酰胆碱及其相应的受体实现的。

表 10-2 自主神经系统的主要功能

器官	交感神经	副交感神经
循环器官	心跳加快；加强腹腔内脏血管、皮肤血管以及分布于唾液腺与外生殖器官的血管收缩，肌肉血管舒张（为主）	心跳减慢，心房收缩减弱；部分血管（如软脑膜动脉与分布于外生殖器的血管等）舒张
呼吸器官	支气管平滑肌舒张	支气管平滑肌收缩，促进黏膜腺体分泌
消化器官	分泌黏稠唾液，抑制胃肠运动，促进括约肌收缩，抑制胆囊活动	分泌稀薄唾液，促进胃液、胰液分泌，促进胃肠运动和括约肌舒张，促进胆囊收缩
泌尿、生殖器官	使逼尿肌舒张和尿道内括约肌收缩，使有孕子宫收缩，无孕子宫舒张	使逼尿肌收缩和尿道内括约肌舒张
眼	使虹膜辐射肌收缩，瞳孔扩大	使虹膜环形肌收缩，瞳孔缩小，促进泪腺分泌
皮肤	竖毛肌收缩，汗腺分泌增加	
代谢	促进糖原分解，促进肾上腺髓质分泌	促进胰岛素分泌

（三）自主神经系统的功能特征

1. 紧张性支配 静息状态下，自主神经系统可持续地向效应器发出低频的神经冲动，这种特性称为紧张性活动。例如，切断动物支配心脏的迷走神经，心脏活动加强；而切断心交感神经，心脏活动减弱，这表明交感和副交感神经都有紧张性活动。

2. 对同一效应器的双重支配 全身大多数内脏器官都接受交感与副交感神经的双重支配，而且两者的作用往往是相互拮抗的。例如，交感神经系统兴奋时，心脏活动加强，胃肠道活动减弱；而副交感神经系统兴奋时，心脏活动减弱，胃肠道活动加强。

3. 受效应器官的功能状态影响 交感神经和副交感神经作用的效果与所支配的效应器官的功能状态密切相关。例如，刺激交感神经可引起未孕动物的子宫运动抑制，而对有孕的子宫却可加强其运动。

4. 对整体生理功能调节的意义 交感神经系统的作用较广泛。在机体内、外环境发生急剧变化时，交感神经系统动员体内许多器官的潜在能力，提高机体的适应性，以应付内外环境的急剧变化。如恐惧、窒息、过冷、过热、创伤、剧痛、剧烈运动等，交感－肾上腺髓质系统兴奋，引起心血管活动加强、血压升高、瞳孔扩大、支气管扩张、胃肠道活动减弱、出汗、竖毛、肝糖原分解加速等一系列反应。副交感神经系统的作用较局限。其整个系统活动的意义在于保护机体、休整恢复、促进消化、积蓄能量以及加强排泄和生殖功能等方面。

二、内脏活动的中枢调节

（一）脊髓对内脏活动的调节

脊髓为内脏反射活动的初级中枢。脊髓中枢可以完成基本的血管张力反射、排尿反射、排便反射、发汗反射、勃起反射等。

（二）低位脑干对内脏活动的调节

延髓发出的副交感神经纤维支配头部的所有腺体、心脏、支气管、喉、食管、胃、胰腺、肝和小肠等；同时，脑干网状结构中存在许多与内脏活动功能有关的神经元，其下行纤维支配脊髓的自主神经功能。许多基本生命活动如循环、呼吸等的反射调节在延髓水平已能初步完成，因此，延髓被称为"生命中枢"。

（三）下丘脑对内脏活动的调节

下丘脑与边缘前脑、丘脑、延髓及脑干网状结构之间有着紧密的结构和功能方面的联系，共同调节着内脏的活动。下丘脑还可调节垂体的活动。下丘脑不仅是调节内脏活动的较高级中枢，而且还能将内脏活动和其他生理活动联系起来，参与调节体温、营养摄取、水平衡、内分泌、情绪反应、生物节律等重要生理过程。另外，大脑皮层、边缘叶和边缘系统也调节内脏活动。

第八节　脑的高级功能

一、觉醒与睡眠

觉醒和睡眠是重要的生理现象和必要的生理过程。觉醒状态下，机体能迅速适应各种环境的变化，从事正常的生理活动；而睡眠则可恢复精力和体力。成年人一般每天需要睡眠 7~9h，儿童需要睡眠的时间比成年人长，而老年需要睡眠的时间比较短。通过对睡眠过程的观察发现，睡眠由交替出现的两种时相组成，即慢波睡眠和快波睡眠。

1. 慢波睡眠　慢波睡眠脑电图特征为同步化慢波，此时机体表现为视、听、触等感觉功能减退，骨骼肌反射和肌紧张减弱，并伴有一系列自主神经功能的改变，如血压下降、心率减慢、瞳孔缩小、尿量减少、体温下降、呼吸变慢、发汗功能增强等。慢波睡眠期间，生长激素分泌明显增多，这有利于促进机体的生长和体力的恢复。

2. 快波睡眠　快波睡眠脑电图表现为去同步化快波。因它常伴有眼球的快速运动，所以又称快速眼球运动睡眠，也可称为异相睡眠。快波睡眠时，机体表现为各种感觉功能进一步减退，骨骼肌反射及肌紧张进一步减弱，肌肉几乎完全松弛；此外，在异相睡眠期间还可能有间断阵发性表现，如部分躯体抽动、血压升高、心率加快、呼吸快而不规则等。做梦是快波睡眠的特征之一。快波睡眠期间，脑内蛋白质合成加快，由此认为，快波睡眠与幼儿神经系统的成熟，促进学习记忆和精力的恢复有关。

在整个睡眠过程中，两个时相互相交替。成人睡眠时，先进入慢波睡眠，持续 80～120min 后，转入快波睡眠，维持 20～30min 之后又转入慢波睡眠。在整个睡眠期间，两种睡眠时相如此反复 4～5 次，越接近睡眠后期，快波睡眠持续时间越长。成人慢波睡眠和快波睡眠均可直接转为觉醒状态，但正常情况下睡眠时只能先进入慢波睡眠。

二、大脑皮层的一侧优势和语言中枢

（一）大脑皮层的一侧优势

人类两侧大脑半球功能是不对等的。一般情况下，由于左侧大脑半球在语言活动功能上占优势，因此称左侧半球为优势半球。虽然左侧半球占优势，但右侧半球也有其特殊的功能。目前认为，右侧大脑半球在非语词性的认识功能上，如对于空间的辨认、深度知觉、触觉认识、音乐欣赏分辨等方面是占优势的。大脑半球的一侧优势是相对的，因为左侧半球也有一定的非词语性认识功能，右侧半球也有一定的简单的词语活动功能。

（二）大脑皮层的语言中枢

人类大脑皮层与语言有关的脑区位于大脑侧沟附近。人类左侧大脑皮层一定区域的损伤可引起各种特殊的语言活动功能障碍。①运动失语症，由 Broca 区损伤引起，患者可以看懂文字与听懂别人谈话，自己却不会讲话，但与发音有关的肌肉并不麻痹；②失写症，因损伤额中回后部，患者可以听懂别人的谈话，看懂文字，自己也会讲话，但不会书写，其手部的其他运动并不受影响；③感觉失语症，由颞上回后部的损伤所致，患者可以讲话及书写，也能看懂文字，但听不懂别人的谈话；④失读症，由角回损伤所造成，患者看不懂文字的含义，但视觉和其他的语言活动功能均健全。

（刘古锋　张秀娟）

第十一章 | 内 分 泌

第一节 概 述

一、内分泌的概念与内分泌系统

机体依赖神经系统、内分泌系统和免疫系统的共同控制与协调，以适应不断变化的外界环境、保持机体内环境的相对稳定，使机体满足各器官、系统活动的需要，完成生长、发育、生殖、代谢、思维、运动等功能，抵御内、外的不良因素与病理变化的侵袭，维持机体的健康。

内分泌系统（endocrine system）是体内内分泌腺和散在内分泌细胞的总称。内分泌系统没有导管，分泌物直接进入组织液或血液，这种现象叫作内分泌（endocrine）。人体主要的内分泌腺有下丘脑、松果体、垂体、甲状腺、甲状旁腺、肾上腺、胰岛和性腺等。散在内分泌细胞主要存在于胃肠道、下丘脑、肾脏和心房肌等。

二、激素

1. 激素的概念 由内分泌腺或内分泌细胞分泌的高效能的生物活性物质，经血液循环或组织液运送，选择性地对特定的器官（靶器官）、特定的组织（靶组织）或特定的细胞（靶细胞）发挥调节作用，这种物质称为激素（hormone）。

激素按化学性质，可分为胺类、肽与蛋白质类以及脂类激素。多数胺类、肽与蛋白质类激素属于亲水性激素，多与靶细胞膜受体结合发挥调节作用；甲状腺激素虽是胺类激素，但它与脂类激素如类固醇激素等为亲脂性激素，可直接进入到靶细胞内产生调节效应。

2. 激素的作用方式 激素经血液循环转运的方式称为远距分泌。激素经组织间液直接扩散而作用于邻近细胞的方式称为旁分泌。如果内分泌细胞所分泌的激素在局部扩散又返回作用于该细胞的方式称为自分泌。而某些神经元也能合成和分泌激素，这类细胞为神经内分泌细胞，产生的激素称为神经激素，经神经纤维轴浆运输至末梢释放，这种方式称神经分泌。

3. 激素的生理作用 ①调节三大营养物质及水盐代谢，参与维持内环境的相对稳定；②促进细胞分裂、分化，调控机体生长、发育、成熟和衰老过程；③影响神经系统发育和活动，调节学习、记忆及行为活动；④促进生殖系统发育成熟，影响生殖过程；⑤调节机体造血过程；⑥与神经系统密切配合，增强机体对伤害性刺激和环境急变的耐受力和适应力。

4. 激素作用的特征

（1）特异性　某种激素释放入血液后，能选择性地作用于某些器官（包括内分泌腺）、组织和细胞，称为激素的特异性。激素能选择性地作用于靶细胞是因为靶细胞膜上或胞浆内存在有能与激素发生特异性结合的受体，比如腺垂体分泌的促激素主要作用于外周靶腺，而生长激素可作用全身各器官组织，这取决于各自激素受体的分布。

（2）放大作用　激素在血液中的生理浓度很低，但其效应显著。例如，$0.1\mu g$ 的促肾上腺皮质激素释放激素，可引起肾上腺皮质分泌 $40\mu g$ 糖皮质激素，放大了 400倍。这是因为激素作用于受体后，通过一系列酶促反应将激素信息逐级放大所致。

（3）激素间的相互作用　各种激素的作用可以相互影响，主要有：①协同作用。不同激素对同一生理活动都有增强效应，如生长激素、肾上腺素和胰高血糖素等都使血糖升高。②拮抗作用。不同激素对某一生理活动作用相反，如胰高血糖素使血糖升高而胰岛素使血糖降低。③允许作用。某种激素本身对某器官、组织或细胞不发生直接作用，但它的存在却是另一种激素产生生物效应或作用加强的必要条件，称为激素的允许作用（permissive action）。例如，糖皮质激素本身不引起血管平滑肌收缩，但它的存在是去甲肾上腺素发挥收缩血管作用的前提。

（4）信息传递作用　激素可将某种信息以化学传递方式调节靶细胞的功能，使之增强或减弱。激素能影响靶细胞原有功能活动或代谢反应的强度与速度，但不产生新的功能，也不能给机体提供能量，仅仅起着信使的作用。例如，甲状腺激素作用多数细胞，增强物质代谢与能量代谢，是诱导这些靶细胞的固有功能而没有产生新的功能。

5. 激素分泌的调节

（1）节律性分泌　许多激素的分泌呈明显的周期性，血中激素浓度可表现出脉冲式或日、月、年等周期性波动，比如下丘脑调节肽的分泌为脉冲式，生长激素的分泌呈明显的昼夜节律，女性雌激素呈月周期节律，甲状腺激素的分泌呈季节性周期波动等等。这些激素分泌的节律性受机体的生物钟控制，下丘脑视交叉上核可能是生物钟的关键部位。

（2）下丘脑-腺垂体-靶腺轴的调节　下丘脑-腺垂体-靶腺轴调节系统（图11-1）是控制激素分泌稳态的调节环路，如下丘脑-腺垂体-肾上腺皮质轴、下丘脑-腺垂体-甲状腺轴、下丘脑-腺垂体-性腺轴等。在此系统中，激素作用具有等级性，高位激素对下位内分泌细胞活动具有促进性调节作用，下位激素对高位内分泌细胞活动多为负反馈性调节作用。调节环路中，终末靶腺或组织分泌的激素对上位腺体的反馈调节是长反馈；垂体分泌的激素对下丘脑内分泌活动的反馈影响是短反馈；超短反馈是下丘脑肽能神经元活动受自身分泌的下丘脑调节肽的影响。轴系反馈调节是激素分泌稳态维持的基本调节方式。

（3）体液代谢物的调节　激素作用于靶细胞后所产生的体液代谢物对相应激素的分泌水平可形成直接的反馈调节，多为负反馈。例如当血糖浓度升高时可直接刺激胰岛的B细胞，使胰岛素分泌增加，引起血糖浓度降低；反之，血糖浓度降低时，胰岛素分泌减少。因此，血糖水平对胰岛素分泌的反馈调节可维持血糖浓度的相对稳定。

（4）神经调节　内分泌系统受到神经系统的直接或间接控制，例如肾上腺髓质、胰岛、甲状腺等内分泌腺和许多散在的内分泌细胞都有神经纤维支配，中枢神经系统可直接控制或影响它们的分泌；肾上腺皮质、甲状腺和性腺通过下丘脑－腺垂体－靶腺间接受到中枢神经系统的控制。下丘脑是神经系统与内分泌系统相互联络的重要枢纽，下丘脑的上行和下行神经通路广泛而复杂，内环境和外环境的变化可影响这些神经通路，从而影响下丘脑的神经内分泌细胞的分泌活动，实现对内分泌系统以及整体功能活动的高级整合作用。

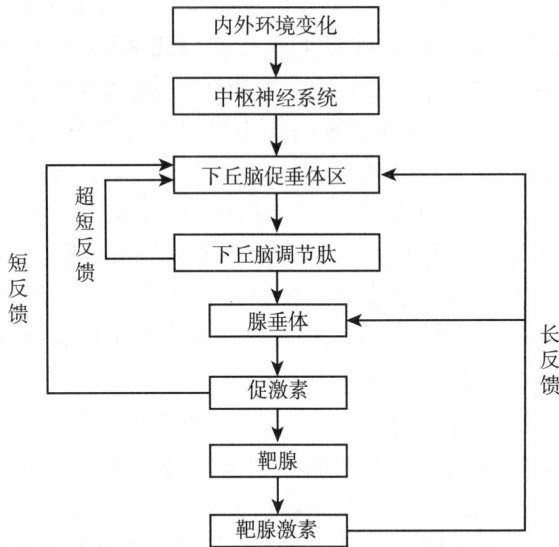

图 11-1　下丘脑－腺垂体－靶腺轴调节系统

第二节　下丘脑与垂体

　　下丘脑是人体神经内分泌的高级调节中枢，也是神经调节和体液调节的汇合部位与转换站，在调节机体内环境稳定和神经－内分泌功能方面具有十分重要的意义。下丘脑与垂体在结构和功能上有非常密切的联系，可视为一个内分泌功能单位，它包括下丘脑－神经垂体系统和下丘脑－腺垂体系统。

一、下丘脑－神经垂体系统

　　下丘脑和神经垂体通过下丘脑视交叉上核和室旁核的肽能神经元的轴突形成的下丘脑－神经垂体束联系，组成下丘脑－神经垂体系统。神经垂体属于神经组织，不含腺细胞，本身不能合成激素，它只是下丘脑肽能神经元所合成的抗利尿激素和缩宫素贮存和释放的部位。

　　抗利尿激素又称为血管升压素，是调节机体水平衡的重要激素，在生理条件下表现为抗利尿作用，在大失血时，血容量下降可引起抗利尿激素大量释放，使血管收缩，血压升高。抗利尿激素的分泌主要受血浆晶体渗透压、循环血量和血压变化的调节，以血浆晶体渗透压改变的调节作用为最明显且最早。

　　缩宫素的主要生理作用为刺激哺乳期乳腺不断分泌乳汁和射乳，促使妊娠子宫收缩，有利于分娩。缩宫素对子宫的收缩与子宫的功能状态有关，对非妊娠子宫作用较弱，对妊娠子宫特别是妊娠晚期子宫作用较强。缩宫素分泌的调节是属于神经 – 内分泌调节，临产和胎儿分娩时，胎儿对子宫颈的压迫和牵引反射性引起缩宫素分泌并形成正反馈调节机制，加强子宫收缩起到催产作用；或者哺乳时婴儿吸吮乳头，引起缩宫素释放，使乳汁射出，形成射乳反射。

二、下丘脑 – 腺垂体系统

下丘脑与腺垂体主要通过神经 – 血管联系，下丘脑的神经轴突在正中隆起、垂体柄处与垂体门脉系统的第一微血管丛相接，促垂体激素在此处释放入血，然后沿着门脉血管到达前叶，兴奋或抑制垂体前叶激素的分泌。

（一）下丘脑调节肽

下丘脑促垂体区的神经内分泌细胞产生和分泌的肽类激素，统称为下丘脑调节肽（hypothalamic regulatory peptide，HRP），主要作用调节腺垂体的内分泌功能。迄今为止，已发现 HRP 有 9 种，包括促甲状腺激素释放激素（thyrotropin – releasing hormone，TRH）、促性腺激素释放激素（gonadotropin – releasing hormone，GnRH）、生长抑素（growth hormone release – inhibiting hormone，GHRIH，或 somatostatin，SS）、生长激素释放激素（growth hormone releasing hormone，GHRH）、促肾上腺皮质激素释放激素（corticotropin – releasing hormone，CRH）、催乳素释放因子（prolactin releasing factor，PRF）、催乳素释放抑制因子（prolactin release – inhibiting factor，PIF）、促黑素细胞激素释放因子（melanophore – stimulating hormone releasing factor，MRF）、促黑素细胞激素抑制因子（melanophore – stimulating hormone release – inhibiting factor，MIF）。各种下丘脑调节肽的生理作用列于表 11 – 1。

表 11 – 1　下丘脑调节肽的生理作用

激素名称	英文缩写	生理作用
促甲状腺激素释放激素	TRH	促进促甲状腺激素和催乳素分泌
促性腺激素释放激素	GnRH	促进黄体生成素和卵泡刺激素分泌
生长抑素	GHRIH	抑制生长激素和促甲状腺激素分泌
生长激素释放激素	GHRH	促进生长激素分泌
促肾上腺皮质激素释放激素	CRH	促进促肾上腺皮质激素分泌
催乳素释放因子	PRF	促进催乳素分泌
催乳素释放抑制因子	PIF	抑制催乳素分泌
促黑素细胞激素释放因子	MRF	促进促黑素细胞激素分泌
促黑素细胞激素抑制因子	MIF	抑制促黑色细胞激素分泌

（二）腺垂体激素

腺垂体主要由腺细胞构成，是体内最重要的内分泌腺，它是中枢神经系统与靶腺之间的重要桥梁。腺垂体合成分泌 7 种含氮类激素，其中促甲状腺激素（thyroid stimulating hormone，TSH）、促肾上腺皮质激素（adrenocorticotropin hormone，ACTH）、黄体生成素（luteinizing hormone，LH）和促卵泡激素（follicle stimulating hormone，FSH）

又称为促激素，均有各自外周内分泌靶腺，分别形成下丘脑－腺垂体－甲状腺轴、下丘脑－腺垂体－肾上腺皮质轴和下丘脑－腺垂体－性腺轴，从而通过促进各自靶腺分泌激素发挥作用。而生长激素、催乳素和促黑素细胞激素则无靶腺，直接作用于靶组织或靶细胞。

1. 生长激素　生长激素（growth hormone，GH）是腺垂体合成量最大的蛋白质激素。GH 是调节机体生长、发育的关键激素之一，GH 促进人体生长，特别是骨骼、肌肉和内脏器官的生长。人幼年时期如果缺乏 GH，则身材矮小，称为侏儒症；如 GH 过多，使生长发育过度，则患巨人症。成年后如 GH 分泌过多则患肢端肥大症。GH 对中间代谢与能量代谢均有广泛的影响。GH 促进蛋白质合成，增强钠、钾、钙、磷、硫等元素的摄取和利用。同时通过抑制糖的消耗，加速脂肪分解，使能量来源由糖代谢转向脂肪代谢，有利于机体的生长和修复过程。另外由于与催乳素结构的相似，GH 有较弱的催乳素作用。

GH 的分泌主要受下丘脑 GHRH 和 GHRIH 的双重调节，一般认为，GHRH 对 GH 的分泌起经常性的调节作用，GHRIH 则主要在应激反应等引起 GH 的分泌过多时才起抑制调节。GH 对下丘脑和腺垂体有负反馈调节作用。

慢波睡眠、饥饿、运动、低血糖及应激刺激时，GH 的分泌增加。甲状腺激素、雌激素、睾酮等能促进 GH 的分泌，在青春期雌激素或睾酮血中浓度增加，可促进 GH 分泌明显增加而引起青春期生长。

2. 催乳素　其生理作用广泛，对泌乳、生殖、渗透压调节、应激和免疫反应等都有作用。催乳素的重要作用是促进乳腺发育，发动并维持泌乳。在应激反应时，血中催乳素水平升高，与 ACTH 和 GH 浓度升高同时出现，催乳素、ACTH 和 GH 是应激反应中腺垂体分泌的三大激素。另外，由于与 GH 结构的相似，催乳素也参与生长发育和物质代谢的调节。

催乳素的分泌受下丘脑 PRF 和 PIF 的双重调节，PRF 起促进作用，PIF 起抑制作用，平时以 PIF 的抑制作用占优。

甲状腺激素、雌激素以及应激等都能影响催乳素的分泌。

3. 促黑素细胞激素　其主要生理作用是促使黑色素细胞中酪氨酸转变为黑色素，使皮肤和毛发的颜色加深。

4. 促激素

（1）TSH　TSH 能促进甲状腺合成甲状腺激素中的每一步、甲状腺腺泡细胞的增生、甲状腺增大以及血流增加。缺乏 TSH 则甲状腺萎缩。

（2）ACTH　ACTH 分泌具有明显的昼夜节律性波动，夜间工作白天睡觉的人，这种节律性可颠倒。ACTH 的生理作用主要表现为：①促进肾上腺皮质增生和刺激类固醇激素的合成与释放；②刺激脂肪细胞的脂解作用，使其释放甘油和脂肪酸；③促进皮肤色素沉着；④加强学习记忆、动机行为、体温调节、心血管功能调节、神经损伤修复与再生以及抗阿片肽等；⑤参与免疫调节作用。

（3）促性腺激素　促性腺激素包括 LH 和 FSH。这两种激素在青春期前血中浓度较低，青春期在下丘脑 GnRH 的刺激下分泌量增加。成年女子血中 LH 和 FSH 水平与月经周期变化有关。

第三节 甲 状 腺

一、甲状腺激素的合成与代谢

甲状腺是人体内最表浅的、最大的内分泌腺体，内含有许多大小不一的甲状腺滤泡，滤泡是甲状腺的基本组织结构和功能单位，是甲状腺激素（thyroid hormone，TH）合成和释放的部位。碘是甲状腺激素合成的主要原料，通过甲状腺滤泡的聚碘、碘的活化以及酪氨酸碘化等过程，用于合成甲状腺激素。甲状腺激素包括三碘甲腺原氨酸（T_3）、四碘甲腺原氨酸（T_4，即甲状腺素）等。合成的 TH 结合在甲状腺球蛋白上，呈胶质状，储存于甲状腺滤泡腔内，贮存量大。当甲状腺受到刺激后，甲状腺球蛋白从滤泡腔中转运到滤泡细胞内，在蛋白水解酶的催化下，T_3 和 T_4 释放后迅速入血，游离的 TH 进入靶细胞，从而发挥生物效应。

1. 甲状腺滤泡的聚碘 人体碘的来源主要是食物（80% ~ 90%）、饮水（10% ~ 20%）和空气（5%）。食物中的碘化物主要以碘离子（I^-）的形式被消化道吸收入血，血液循环中约 20% 的 I^- 被移入甲状腺滤泡，用于合成甲状腺激素。血液中的 I^- 浓度远低于甲状腺滤泡细胞内浓度，I^- 要进入滤泡细胞必须通过一种与 Na^+，K^+ – ATP 酶耦联的碘泵的主动转运机制，由 Na^+/I^- 同向转运体来完成，逆浓度和电位梯度进入。

2. 碘的活化 I^- 转运到甲状腺滤泡后，在甲状腺过氧化物酶催化下，迅速被氧化（活化）成碘的中间产物。碘活化后才能进行酪氨酸碘化。

3. 酪氨酸碘化 甲状腺球蛋白分子中特定位置的酪氨酸残基上的氢原子被活化碘取代，发生碘化。甲状腺球蛋白是一种分子量为 660kD 的糖蛋白，每个甲状腺球蛋白分子上有 1/5 ~ 1/4 的酪氨酸可被碘化。碘原子取代或碘化而合成一碘酪氨酸和二碘酪氨酸。

4. 甲状腺激素的合成、贮存、释放、转运和代谢 一个分子的一碘酪氨酸与一个分子的二碘酪氨酸，或两个分子的二碘酪氨酸在甲状腺过氧化物酶作用下发生耦联分别生成三碘甲腺原氨酸（T_3）和四碘甲腺原氨酸（T_4）。此外，还能合成极少量的逆 T_3（rT_3）。酪氨酸的碘化和碘化酪氨酸的耦联作用都是在甲状腺球蛋白分子上进行的，因此甲状腺球蛋白分子上既含有酪氨酸、一碘酪氨酸、二碘酪氨酸，也含有 T_3 和 T_4。

合成的 TH 储存于甲状腺滤泡腔内，这是内分泌腺中激素贮存于细胞外的唯一存在形式。此储存形式可能有利于更多的 TH 供机体在缺碘时利用。甲状腺滤泡腔内储存的 TH 其中以 T_4 的贮量最大，为 T_3 的 10 ~ 15 倍。

当甲状腺受到 TSH 刺激后，甲状腺球蛋白从滤泡腔中转运到滤泡细胞内，在蛋白水解酶的催化下，释放 T_3 和 T_4 迅速入血。释放出的一碘酪氨酸和二碘酪氨酸在脱碘酶的作用下放出游离无机碘，脱下的碘大部分贮存在甲状腺内重新碘化甲状腺球蛋白上的酪氨酸，以合成新的激素。

正常人血浆中 T_4 浓度远大于 T_3，它们中的绝大部分是与血浆蛋白结合方式存在，而游离的只占 1%，且主要为 T_3。结合型与游离型可互相转化，但只有游离的 TH 才能进入靶细胞，从而发挥生物效应。

正常情况下，40% 的 T_4 经脱碘生成 T_3，其中约 40% 生成 rT_3。20% 的 T_4 在肝降解，

形成葡萄糖醛酸或硫酸盐的代谢产物，经胆汁排入小肠，然后随粪排出。大部份的 T_3 和 rT_3 是 T_4 脱碘生成的，甲状腺分泌的 T_3 和 rT_3 极少。T_4 和 T_3 在甲状腺外组织在单脱碘酶的作用下脱碘而失活，由于 T_3 作用比 T_4 大 5 倍，故单脱碘酶的活性影响在组织内发挥作用，如 T_4 浓度降低，脱碘酶可使 T_4 转化为 T_3 增加，而使 rT_3 减少。

二、甲状腺激素的生理作用

TH（T_3、T_4）几乎对所有细胞都有作用。T_3、T_4 是调节机体生长发育和物质代谢的重要激素。

（一）TH 对代谢的作用

1. 产热效应 TH 提高大多数组织的耗氧量，使产热量增加。

2. 对物质代谢的影响 TH 可作用于物质代谢的多个环节，对蛋白质、糖、脂肪代谢以及矿物质、维生素、水与电解质代谢均有不同程度的影响。TH 对蛋白质、糖、脂肪代谢的影响见表11 – 2。

表11 – 2　TH（T_3、T_4）对物质代谢的影响

物质代谢	作用
蛋白质代谢	生理剂量：促其合成，刺激 DNA 转录过程，促进 mRNA 形成，加速蛋白质与各种酶的生成，使细胞增生，体积增大，尿氮减少，表现为正氮平衡 大剂量：促进蛋白质（包括骨的蛋白质）分解，肌肉收缩无力，并可导致血 Ca^{2+} 升高和骨质疏松 分泌不足：蛋白质合成减少，可患"黏液性水肿"
糖代谢	既有促进消化道对糖的吸收、肝糖原分解和抑制糖原合成的升糖作用，又有促进外周组织对糖利用的降血糖作用，但总的作用使血糖升高
脂肪代谢	既可促肝组织合成胆固醇，但更能增强胆固醇分解（即分解超过合成），并可促进脂肪酸氧化，增强儿茶酚胺与胰高血糖素对脂肪的分解，使血脂降低

（二）TH 对生长发育的作用

TH 对正常生长发育特别重要，尤其是对脑和长骨的发育与生长作用明显。脑组织的发育依赖碘的供给和正常的 T_3 浓度。T_3 是神经细胞分化、增殖、移行、神经树突和触突、神经鞘膜等生长与发育的必需激素之一。在胚胎及婴幼儿期 TH 缺乏，则表现为以智力迟钝和身材矮小为特征的呆小病或克汀病（cretinism）。

（三）对神经系统的作用

TH 对成熟神经系统的影响主要表现为中枢神经系统的兴奋作用。如甲亢或应用过量的 TH 时，可表现为注意力分散、过敏疑虑、多愁善感、喜怒失常、烦躁不安、情绪激动、失眠多梦，甚至出现幻觉、狂躁或惊厥。如甲状腺功能减退时，表现为记忆力减退、说话缓慢、动作迟缓、表情淡漠、终日嗜睡。

（四）对心血管的作用

心脏是 TH 作用的最重要靶器官。T_3、T_4 可增加心肌收缩能力、心率加快、心输出量与心脏做功增加。TH 可降低体循环和肺循环血管阻力，直接作用于心脏血管平滑肌，扩张冠状动脉。

三、甲状腺激素分泌的调节

（一）下丘脑－腺垂体－甲状腺功能轴的调节

甲状腺功能受腺垂体 TSH 的调节，TSH 的分泌又受下丘脑 TRH 的调节。下丘脑、腺垂体与甲状腺之间构成一个完整的控制系统，称作下丘脑－腺垂体－甲状腺轴，此轴系共同调节甲状腺功能和 TH 的分泌（图 11－2）。

1. TSH 增强甲状腺的分泌　TSH 参与甲状腺激素合成和分泌的多个环节，包括 TG 的水解、I^- 的转运与活化、酪氨酸的碘化和碘泵活性等。TSH 增强甲状腺分泌的主要作用是促进 TH（T_3、T_4）的合成与释放以及促进甲状腺组织增生。TSH 是直接调节甲状腺形态和功能的关键激素。

2. TRH 对 TSH 分泌的调节　下丘脑分泌的 TRH 作用于腺垂体 TSH 细胞，促进 TSH 合成和分泌。同时下丘脑分泌 GHRIH 可减少或阻止 TSH 的合成和释放。TRH 神经元接受中枢其他部位的调控，由此与腺垂体建立神经－体液调节的联系。

3. TH 对 TRH 和 TSH 的反馈调节　血中游离的 T_3、T_4 浓度的升降对腺垂体合成与分泌 TSH 起经常性的负反馈调节作用，并使腺垂体对 TRH 的反应性发生改变。

（二）自主神经对甲状腺活动的影响

交感神经、副交感神经支配甲状腺，当交感神经兴奋，促进甲状腺激素的分泌，副交感神经的作用尚不十分清楚。

（三）甲状腺的自身调节

在没有神经和体液因素的影响下，甲状腺根据机体碘供应的情况，调节本身对无机碘的摄取和 TH 的合成与释放，称为甲状腺的自身调节。在一定范围内，无机碘的含量可调节 TSH 的敏感性。但是，当摄入碘超过 2mg/d 时，甲状腺内的 I^- 增加到一定浓度时，甲状腺球蛋白的碘化及 TH 合成减少甚至停止，称为碘阻滞效应（Wolff－Chaikoff 阻滞现象）。

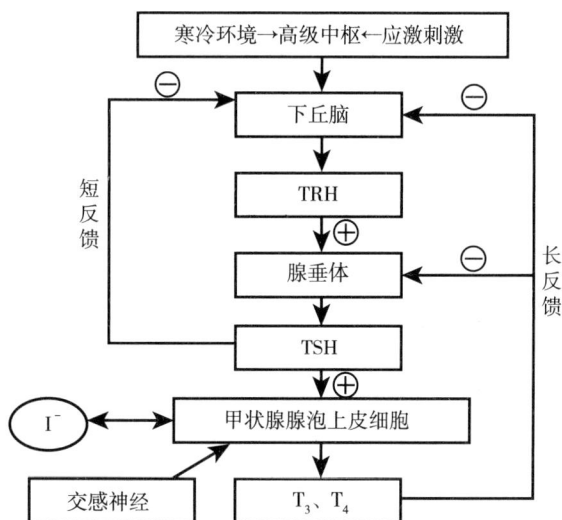

图 11－2　甲状腺激素分泌调节示意图

第四节　调节钙、磷稳态的三种基础激素

血钙水平的相对恒定，对神经肌肉兴奋性维持、兴奋－收缩和兴奋－分泌耦联、骨骼钙化以及血液凝固等生理功能都是必不可少的。血钙浓度维持是依赖小肠对钙吸收、肾小管对钙重吸收、骨质溶解的钙与骨盐沉淀、尿粪中排出的钙之间的相对平衡。甲状旁腺分泌的甲状旁腺激素、甲状腺 C 细胞分泌的降钙素和由皮肤、肝和肾联合作用而形成的维生素 D_3 是机体内调节钙、磷稳态的三种基础激素。

一、甲状旁腺激素的生理作用和分泌调节

甲状旁腺激素（parathyroid hormone，PTH）是由甲状旁腺主细胞合成的含有 84 个氨基酸残基的直链多肽激素。

（一）甲状旁腺激素的生理作用

PTH 的靶器官主要是骨骼、肾和小肠，其主要作用的效应是升高血钙和降低血磷，调节血钙和血磷水平的稳定。

1. 对骨的作用　PTH 通过快速效应和延缓效应两个时相来动员骨 Ca^{2+} 入血。快速效应是在 PTH 作用数分钟内发生，2～3h 达高峰，主要是提高骨细胞膜对 Ca^{2+} 的通透性，使骨液 Ca^{2+} 快速进入细胞内，同时骨细胞膜上 Ca^{2+} 泵活动增强，从而使细胞内的 Ca^{2+} 转运到细胞外液，使血 Ca^{2+} 浓度升高；延缓效应是在 PTH 作用后 12～24h 起作用，通常在几天或几周后达高峰，这一时相主要是加强破骨细胞的溶骨作用和促进破骨细胞增生而实现的。

2. 对肾的作用　PTH 与肾小管细胞膜上的特异性受体结合，通过 cAMP－蛋白激酶 A 途径促进肾小管对 Ca^{2+} 的重吸收和磷的排出。

3. 对小肠的作用　PTH 对肠道 Ca^{2+} 的吸收作用是间接的，主要通过增加肾脏产生 1，25－二羟维生素 D_3 而实现。

（二）甲状旁腺激素的分泌调节

PTH 主要受血 Ca^{2+} 浓度调节。当血 Ca^{2+} 降低时，PTH 分泌加速，长期低血 Ca^{2+} 可致甲状旁腺增生；当血 Ca^{2+} 升高时则 PTH 分泌减少，长期低血 Ca^{2+} 可使腺体萎缩。

二、降钙素的生理作用和分泌调节

降钙素（calcitonin，CT）是由甲状腺 C 细胞分泌的一种含有 32 个氨基酸残基的肽类激素。

（一）降钙素的生理作用

CT 的主要作用是降低血钙和血磷。CT 能抑制破骨活动，减弱溶骨过程，同时还能增强成骨细胞活动，使钙、磷在骨组织中沉积增加；CT 还抑制肾小管对钙、磷的重吸收，促进其排泄，从而导致血钙、血磷降低。

（二）降钙素的分泌调节

C 细胞分泌的 CT 主要受血钙浓度调节，即血钙浓度升高时，CT 分泌增加；反之

分泌减少。此外，某些激素也参与 CT 分泌的调节，如糖皮质激素、降钙素基因相关肽、胰高血糖素、胃泌素等可促进其分泌，而 C 细胞分泌的生长抑素则抑制其分泌。

三、维生素 D_3 的作用及生成调节

（一）1，25 – 二羟维生素 D_3 的生成

维生素 D_3（vitamine D_3，VD_3）即胆骨化醇可来自食物，也可由皮肤中 7 – 脱氢胆固醇经紫外线照射后转变而来。但无论是外源性的还是内源性的 VD_3 均不具有生物活性，它必须在肝细胞线粒体或微粒体中由 25 – 羟化酶将其羟化成 25 – 羟维生素 D_3，后者在肾脏中进一步羟化生成为 1，25 – 二羟维生素 D_3［1，25 – dihydroxy vitamine D_3，1，25 –（OH）$_2$ – D_3］后才有活性。

（二）1，25 – 二羟维生素 D_3 的生理作用

1. 对小肠的作用　促进小肠对钙和磷的重吸收。

2. 对骨组织的作用　一方面增加成骨细胞活动，促进骨骼的钙化；另一方面提高破骨细胞的数量和活性，促进骨钙和骨磷释放入血。但总的效应是升血钙和血磷。

3. 对肾脏作用　促进肾小管对钙磷的重吸收，使血钙、血磷升高。

（三）1，25 – 二羟维生素 D_3 的分泌调节

1，25 – 二羟维生素 D_3 生成主要受血 Ca^{2+} 浓度调节，当血 Ca^{2+} 降低时，1，25 – 二羟维生素 D_3 生成增加。PTH 通过增强 1α – 羟化酶活性来促进 25 – 羟维生素 D_3 羟化，使 1，25 – 二羟维生素 D_3 生成增加。雌激素通过激活 1α – 羟化酶促进 1，25 – 二羟维生素 D_3 生成。

第五节　肾　上　腺

肾上腺由中央部髓质和外层皮质组成，肾上腺髓质和肾上腺皮质被视为两个不同的内分泌腺。肾上腺髓质主要合成、分泌肾上腺素和去甲肾上腺素。肾上腺皮质分为球状带、束状带和网状带三层，球状带主要分泌盐皮质激素，以醛固酮为代表；束状带主要分泌糖皮质激素，以皮质醇为代表；网状带主要分泌性激素，包括雄激素和少量雌激素。肾上腺皮质为生命所必需，肾上腺皮质激素是维持生命的基本激素，本节主要介绍糖皮质激素的生理作用及分泌调节。

一、糖皮质激素的生理作用

糖皮质激素对机体的作用是多方面的，且广泛而复杂。

（一）对物质代谢的作用

糖皮质激素影响三大营养物质代谢。糖皮质激素具有升糖作用，增加肝糖原合成，促进糖异生，抑制外周组织对葡萄糖的摄取，使血糖升高。对蛋白质代谢的影响则主要表现为促进肝外组织的蛋白质分解和抑制其合成。糖皮质激素还促进脂肪分解，促进脂肪在肝内氧化。除此以外，糖皮质激素对水盐代谢也有作用，可增加肾小球血浆流量和肾小球滤过率，利于水的排出。

（二）对器官系统的作用

糖皮质激素易透过血脑屏障而影响中枢神经系统功能，包括睡眠形式、情绪、认知和感觉等。糖皮质激素对维持机体正常血压是必需的，还降低毛细血管内皮细胞的通透性，有利于血容量维持。糖皮质激素可使血液中红细胞、血小板和中性粒细胞数量增加，而使淋巴细胞、嗜酸性粒细胞数减少。糖皮质激素促进胃液和胃蛋白酶的分泌，增强胃腺对迷走神经和胃泌素的反应性。糖皮质激素促进胎儿肺泡表面活性物质生成。可见糖皮质激素对神经、循环、血液、消化、呼吸等系统都有作用。

（三）参与应激反应

机体受到各种伤害性刺激（如缺氧、创伤、手术、饥饿、疼痛、寒冷、愤怒、恐惧、焦虑、高温、感染、中毒等），使血液中 ACTH 及糖皮质激素浓度升高，从而产生一系列非特异性全身反应，称为应激反应（stress response）。应激反应中糖皮质激素的作用是增强机体对伤害性刺激的基础耐受性和抵抗力。

二、糖皮质激素的分泌调节

糖皮质激素分泌可分为在正常生理状态下的基础分泌和应激反应时的分泌，两者主要受下丘脑 - 腺垂体 - 肾上腺皮质轴的调节（图 11 - 3）。

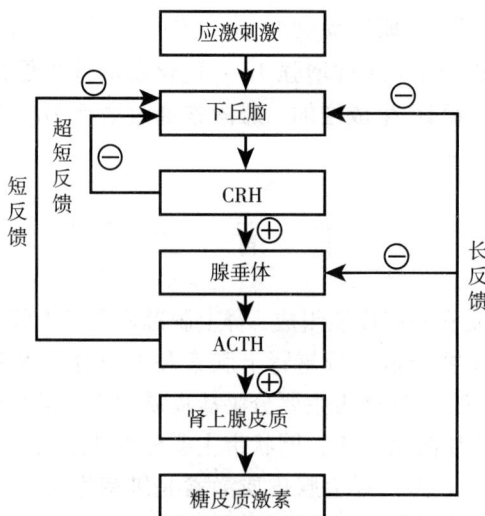

图 11 - 3　下丘脑 - 腺垂体 - 肾上腺皮质轴

1. CRH 对 ACTH 的调节　CRH 经垂体 - 门脉系统或一些目前尚未阐明的途径作用于腺垂体的 ACTH 细胞，刺激 ACTH 的合成和分泌。

2. ACTH 对肾上腺皮质的作用　ACTH 与肾上腺皮质细胞膜上的特异性受体结合，促进糖皮质激素的合成和分泌，促进肾上腺皮质细胞增生。

3. 糖皮质激素对 ACTH 和 CRH 的负反馈调节　在生理情况下，血中糖皮质激素升高对下丘脑和腺垂体有负反馈作用，可抑制 CRH 释放，又降低 ACTH 的合成和分泌，减弱腺垂体对 CRH 反应性，有利于维持血中糖皮质激素的稳态。由于存在以上负反馈调节机制，临床上长期大量应用外源性糖皮质激素治疗时，可使 ACTH 分泌减少，导致其肾上腺皮质萎缩。所以，长期大量应用糖皮质激素禁忌骤然停药，应逐渐减量后再停药，以使下丘脑与腺垂体有时间从反馈抑制中得以恢复。

在应激反应时，CRH 分泌增强，刺激 ACTH 分泌，引起糖皮质激素大量分泌，以提高机体对伤害性刺激的耐受能力，应激情况下的 CRH 和 ACTH 分泌明显增加，不受上述轴系负反馈的影响。

第六节　胰　　岛

胰腺的内分泌腺由胰岛组成，其中有多种内分泌细胞，包括 A 细胞、B 细胞、D 细胞和 F 细胞等，分别分泌胰高血糖素、胰岛素（insulin）、生长抑素、胰多肽等，本节主要介绍胰岛素和胰高血糖素。

一、胰岛素的生理作用及分泌调节

（一）胰岛素的生理作用

1965 年我国生物化学家人工合成了具有高度生物活性的结晶胰岛素，开创了人类历史上首次人工合成大分子生物活性物质——蛋白质的先例。

1. 对物质代谢的作用　胰岛素主要调节三大营养物质代谢，对糖代谢作用表现为促进组织细胞对葡萄糖的摄取和利用，加速糖原合成，抑制糖异生，促进糖转化为脂肪并贮存于脂肪细胞，使血糖降低。对脂肪代谢的作用则是促进脂肪合成、转运，促进甘油三酯贮存。另外，胰岛素促进蛋白质合成，抑制蛋白质分解和减少肝糖原的异生。胰岛素调节三大营养物质代谢的总效应是增加血糖去路、减少血糖来源，从而降低血糖。

胰岛素还可促进钾离子、镁离子及磷酸根离子进入细胞，使血钾降低。

2. 对生长的作用　胰岛素具有重要的促生长作用，这是因为胰岛素对生长激素发挥正常的刺激生长作用具有允许作用。

（二）胰岛素的分泌调节

1. 血糖水平的调节　血中葡萄糖水平是影响胰岛素合成与分泌的最重要因素，血糖浓度降低，抑制胰岛素分泌；血糖浓度升高，促进胰岛素分泌。

2. 血氨基酸及脂肪酸水平的作用　血氨基酸水平升高刺激胰岛素分泌。血中脂肪和酮体大量增加时也促进胰岛素的分泌。

3. 其他　迷走神经兴奋引起胰岛素的分泌，交感神经兴奋抑制胰岛素的分泌，神经调节对正常情况下的胰岛素分泌作用不大，运动时交感神经兴奋抑制胰岛素的分泌，可防止低血糖的发生。

多种激素参与对胰岛素分泌的调节，有些激素可刺激胰岛素分泌，例如抑胃肽、胰高血糖素样肽 – 1、促胰液素、缩胆囊素、胃泌素等胃肠激素，其中餐后抑胃肽的分泌可在血糖浓度升高前就刺激胰岛素分泌。意义在于食物尚在肠道中，胰岛素就分泌增加，提前为将从食物中吸收来的三大营养物质的利用做好准备，所以这是一种前馈调节。另外，生长激素、皮质醇及甲状腺激素等可通过升高血糖间接刺激胰岛素分泌，所以长期大量使用这些激素可导致 B 细胞衰竭而导致糖尿病。胰岛分泌的激素，其中胰高血糖素可通过直接作用 B 细胞及升高血糖间接促进胰岛素的分泌，生长抑素通过旁分泌抑制 B 细胞分泌胰岛素，胰岛素通过自分泌方式对 B 细胞分泌进行负反馈的调节，也可促进 B 细胞分裂增殖。

二、胰高血糖素的生理作用及分泌调节

（一）胰高血糖素的生理作用

胰高血糖素的生理效应在很多方面与胰岛素相反。它促进肝糖原分解和糖异生，使血糖升高。促进肝蛋白质分解，抑制其合成，加速氨基酸异生为糖。胰高血糖素促进脂肪分解。

（二）胰高血糖素的分泌调节

血糖浓度也是调节胰高血糖素分泌的重要因素。在生理情况下，血糖降低促进其分泌，血糖升高则抑制其分泌。血氨基酸水平升高刺激胰高血糖素分泌。胃泌素、缩胆囊素等可刺激胰高血糖素分泌，促胰液素、生长抑素等则抑制胰高血糖素分泌，而胰岛素既可以旁分泌的方式抑制 A 细胞分泌胰高血糖素，又可通过降低血糖间接促进其分泌。交感神经兴奋或刺激迷走神经都可引起胰高血糖素的分泌。

（裴轶劲）

第十二章 生　殖

生物体生长发育成熟后，能够产生与自己相似的子代个体，这种功能称为生殖（reproduction），它是维持生物绵延和繁殖种系的重要生命活动。高等动物和人类的生殖是通过两性生殖器官的活动来实现的。生殖过程包括生殖细胞的形成、交配、受精、着床、胚胎发育以及分娩等重要环节。

第一节　男性生殖

男性生殖系统由主性器官（睾丸）、生殖管道（附睾、输精管、射精管、尿道）、附属腺（前列腺、精囊、尿道球腺）以及外生殖器组成。男性生殖功能主要包括睾丸的生精作用和内分泌功能、性行为与性反应等。

一、睾丸的功能

（一）睾丸的生精功能

睾丸实质由睾丸小叶组成，睾丸小叶内由曲细精管和间质细胞构成。曲细精管是生成精子的场所，由生精细胞和支持细胞构成。原始的生精细胞为精原细胞，从青春期开始，精原细胞历经几个阶段发育形成成熟的精子。在曲细精管的管壁中，由基膜至管腔各种不同发育阶段的生精细胞是顺次排列的，分别为精原细胞、初级精母细胞、次级精母细胞、精子细胞、分化中的精子，直至发育成为成熟的精子，脱离支持细胞进入管腔。从精原细胞发育成为精子约需两个半月，一个精原细胞经过大约 7 次分裂可形成近 100 个精子。

精子生成需要适宜的温度。阴囊内温度较腹腔内温度低 2℃左右，适于精子的生成。在胚胎发育期间，由于某种原因睾丸不降入阴囊而停留在腹腔内或腹股沟内，称隐睾症，患者曲细精管不能正常发育，也无精子产生，但睾酮分泌不受影响。

新生的精子进入曲细精管的管腔后本身并无运动能力，主要靠小管外周肌样细胞的收缩以及管腔液的移动而被运送至附睾，在附睾内停留 18～24h，精子进一步成熟，获得运动能力。附睾内可贮存少量的精子，大量的精子则贮存于输精管及其壶腹部。正常男子每次射出精液 3～6ml。每毫升精液约含二千万到四亿个精子，少于二千万精子，不易使卵子受孕。一些因素如酗酒、接触放射性物质、疾病、吸烟等可导致精子活力降低、畸形率增加，甚至少精或无精。

（二）睾丸的内分泌功能

睾丸支持细胞分泌抑制素，生理剂量的抑制素选择性对腺垂体 FSH 的分泌有很强抑制作用。睾丸间质细胞分泌雄激素，主要是睾酮，睾酮的生理作用如下。

1. 维持生精作用，有利于生精细胞的分化和生精过程。

2. 影响胚胎分化，可诱导 Y 染色体的胚胎向男性分化。

3. 刺激生殖器官的生长发育，促进男性副性征出现并维持其正常状态。

4. 维持正常的性欲。

5. 促进蛋白质合成，特别是肌肉和生殖器官的蛋白质合成，同时还能促进骨骼生长与钙磷沉积和红细胞生成等。

二、睾丸功能的调节

睾丸的生精作用和内分泌功能均受到下丘脑－腺垂体的调节，下丘脑肽能神经元释放促性腺激素释放激素（GnRH），调控腺垂体合成、分泌 LH 和 FSH，LH 促进间质细胞合成与分泌睾酮，FSH 主要作用于生精细胞和支持细胞，FSH 对生精过程有始动作用，睾酮则有维持生精的作用。

睾酮的负反馈作用发生在下丘脑和垂体两水平，当血中睾酮达到一定浓度后，便可作用于下丘脑和腺垂体，抑制 GnRH 和 LH 的分泌，但对 FSH 的合成和分泌无影响。FSH 促进支持细胞分泌抑制素，后者对垂体 FSH 的合成和分泌有负反馈调节作用。

在支持细胞与生精细胞之间、间质细胞与支持细胞之间，还存在着错综复杂的局部调节机制以调节睾丸的功能。

第二节　女　性　生　殖

一、卵巢的功能

女性生殖系统包括主性器官（卵巢）、附性器官（输卵管、子宫、阴道及外阴等）。女性生殖功能主要包括卵巢的产卵作用与内分泌功能、妊娠和分娩等。

（一）卵巢的生卵功能

1. 卵泡的发育过程　卵泡由卵母细胞和卵泡细胞组成。出生后，两侧卵巢中有 30 万 ~40 万个原始卵泡，青春期减至 4 万个。原始卵泡经历初级卵泡、次级卵泡两个发育阶段，最后才成为成熟卵泡。自青春期起一般每月有几个甚至十几个卵泡开始生长发育，但通常只有一个卵泡发育成优势卵泡并成熟，排出其中的卵细胞，其余的卵泡退化为闭锁卵泡。在卵巢内有许多发育不同阶段的卵泡。

2. 排卵与黄体的形成　在 LH 分泌高峰作用下，成熟卵泡向卵巢表面移动，成熟卵泡壁发生破裂，卵细胞、透明带、放射冠与卵泡液排出卵泡的过程，称为排卵（ovulation）。排卵后，残余的卵泡壁内陷，血管破裂，血液进入腔内凝固，形成血体。然后颗粒细胞和内膜细胞增殖，胞质中含黄色颗粒，成为黄体细胞，同时大量新生血管长入，血体转变为一个血管丰富的内分泌细胞团，外观呈黄色，称为黄体（corpus luteum）。在 LH 作用下，黄体细胞分泌大量的雌激素和孕激素。如果排出的卵未受精，排卵后 9 ~10 天黄体萎缩溶解，被结缔组织取代成为白体。

卵巢的生卵作用是成熟女性最基本的生殖功能。女性在生育年龄，卵泡的生长发育、排卵与黄体形成呈现周期性变化，每月一次，周而复始，称为卵巢周期（ovarian cycle）。在卵巢激素的作用下，子宫内膜发生周期性剥脱，产生流血现象，称为月经（menstruation）。所以女性生殖周期又称为月经周期（menstrual cycle）。

（二）卵巢的内分泌功能

卵巢分泌的雌激素（estrogen）主要为雌二醇（estradiol，E_2），孕激素主要为孕酮（progesterone）。卵巢还分泌少量的雄激素。此外，卵巢的颗粒细胞还分泌抑制素。

1. 雌激素的生理作用 雌激素主要促进女性生殖器官的发育和副性征的出现，并维持在正常状态，此外，它对代谢也有明显的影响。

（1）对生殖器官的作用：雌激素可协同 FSH 促进卵泡发育，诱导排卵前 LH 峰的出现，从而促进排卵；促使输卵管上皮细胞增生，增强输卵管的分泌和运动，有利于精子和卵子的运行；促进子宫发育，使子宫内膜发生增生期的变化；使阴道黏膜细胞增生，糖原含量增加，表浅细胞角化，黏膜增厚并出现皱折，糖原分解使阴道分泌物呈酸性增强阴道的抵抗力。

（2）对乳腺和副性征的影响：雌激素刺激乳腺导管和结缔组织增生，促进乳腺发育，并使全身脂肪和毛发分布具有女性特征，例如音调较高，骨盆宽大。

（3）对代谢的作用：作用比较广泛，既加速骨的生长又促进骨骺的闭合，因而在青春期早期女孩的生长较男孩快，而最终身高反而较男孩矮；可降低血胆固醇和 β 脂蛋白含量，所以雌激素有一定的抗动脉硬化作用。可使体液向组织间隙转移，由于血容量减少而引起醛固酮分泌，促进肾小管对水和钠的重吸收，从而导致水钠潴留。

2. 孕激素的生理作用 孕激素主要作用于子宫内膜和子宫肌，适应孕卵着床和维持妊娠。由于孕酮受体含量受雌激素调节，所以孕酮的作用通常在雌激素作用的基础上才能发挥。

（1）对子宫的作用：孕酮促使在雌激素作用下增生的子宫内膜进一步增厚，并发生分泌期的变化，有利于孕卵着床前在子宫腔的生存和着床。着床后，孕酮促进子宫基质细胞转化为蜕膜细胞，其胞浆富含较多的糖原颗粒、肽类和脂类，可为胚泡提供丰富的营养物质和促进胚泡生长的活性物质。另外，孕酮可使子宫肌细胞膜兴奋性降低，使子宫肌对宫缩素的敏感性降低，从而抑制子宫收缩，并可抑制母体对胎儿的排斥反应。孕酮还可使宫颈黏液减少而变稠，使精子难以通过。总之，孕激素的作用利于安宫保胎。

（2）对乳腺的作用：在雌激素作用的基础上，孕激素主要促进乳腺腺泡的发育，并在妊娠后期为泌乳做好准备。

（3）产热作用：女性基础体温在排卵前先出现短暂降低，排卵日最低，在排卵后升高 0.5℃ 左右，并在黄体期一直维持在此水平。临床上常将这一基础体温的双相变化，作为判断排卵的标志之一。妇女在绝经或卵巢切除后，这种双相的体温变化消失。

3. 雄激素 女子体内有少量的雄激素（androgen），是由卵泡内膜细胞和肾上腺皮质网状带细胞产生。适量的雄激素配合雌激素可刺激阴毛及腋毛的生长，并能增强女子的性欲，维持性快感。女子雄激素过多时，可引起男性化与多毛症。

（三）卵巢功能的调节

下丘脑、腺垂体、卵巢三者在功能上密切联系，形成了下丘脑 - 腺垂体 - 卵巢轴。下丘脑通过释放 GnRH，调控腺垂体合成和分泌 LH 和 FSH，影响卵巢的功能。卵巢的周期性活动受到下丘脑－腺垂体的调控，而卵巢分泌的激素一方面使子宫内膜发生周期性的变化，同时对下丘脑－腺垂体进行反馈调节。

1. 下丘脑－腺垂体对卵巢活动的调节　下丘脑释放的 GnRH 促进腺垂体合成和释放 LH 和 FSH，卵泡期主要由 FSH 促进卵泡发育和成熟，LH 加强内膜细胞雄激素的合成，FSH 增强芳香化酶的作用，加快雄激素转变为雌激素，促进雌激素的合成和分泌，排卵前 LH 分泌达到高峰诱发成熟卵泡排卵，LH 能促使黄体细胞转化、形成黄体，排卵后 LH 刺激黄体细胞分泌大量雌激素和孕激素。

2. 卵巢激素对下丘脑－腺垂体的反馈作用　雌激素、孕激素反馈性调节下丘脑激素和腺垂体激素的分泌，其中雌激素对下丘脑激素和腺垂体激素分泌的调节既有正反馈又有负反馈。

（1）卵泡期的调节　在卵泡期初期，血中雌激素水平较低，对腺垂体 LH 和 FSH 分泌的反馈性抑制作用较弱，在下丘脑 GnRH 作用下，FSH 分泌逐渐增加，随着卵泡的发育，雌激素分泌增加，可负反馈抑制 LH 分泌。排卵前卵泡产生大量的雌激素，血中雌激素水平升高，至排卵前 1 天左右，出现雌激素第一次分泌高峰，此时雌激素正反馈促进 GnRH 释放，刺激 LH 和 FSH 分泌，尤其形成 LH 分泌峰，雌激素这种促进 LH 大量分泌的作用，称为雌激素的正反馈（positive feedback）效应。LH 峰是引起排卵的关键。

（2）黄体期的调节　排卵后，LH 刺激黄体细胞分泌大量雌激素和孕激素，血浆中雌激素和孕激素水平快速升高，较高水平的雌激素可增加黄体细胞上的 LH 受体，利于孕激素合成，使孕激素维持于较高水平。血浆中雌激素水平的升高又形成雌激素的第二次分泌高峰，但升高程度低于第一次分泌高峰。此时较高的雌激素水平和孕激素负反馈抑制下丘脑和腺垂体的分泌活动。

二、月经周期

在青春期前，卵巢激素的分泌量虽然不大，但由于下丘脑的 GnRH 神经元对卵巢激素的反馈抑制作用比较敏感，而且 GnRH 神经元尚未发育成熟，所以腺垂体 FSH 与 LH 的分泌以及卵巢的功能也相应处于低水平状态。至青春期，下丘脑 GnRH 神经元发育成熟，对卵巢激素反馈作用的敏感性也明显降低，GnRH 分泌增加，FSH 和 LH 的分泌也随之增加，卵巢功能开始活跃，呈现周期性的变化（卵巢周期）。习惯上将卵巢周期分为卵泡期（follicular phase）和黄体期（luteal phase）。通常以卵巢活动为中心，将女性生殖周期（又称月经周期）以排卵为分界点，分为卵泡期、黄体期。女性月经周期一般在 20 ~ 40 天变动，平均为 28 天。45 ~ 50 岁的女性卵巢功能开始衰退，对 FSH 和 LH 的反应性下降，雌激素分泌减少，月经周期停止。

在一个月经周期中，血液中的 GnRH、FSH、LH 以及卵巢激素的水平发生周期性的变化。

（一）卵泡期

卵泡期开始时，血中雌激素与孕激素的浓度均处于低水平，对垂体 FSH 和 LH 分泌的反馈抑制作用较弱，血中 FSH 含量逐渐增高，随之 LH 也有所增加，卵泡发育成熟。排卵前一周左右，卵泡分泌的雌激素明显增多，血中的浓度迅速上升，而血中

FSH 水平有所下降。这是由于增加的雌激素和颗粒细胞分泌的抑制素对垂体 FSH 的分泌发挥负反馈抑制作用。血中 FSH 水平有所下降导致多数卵泡停止发育，唯有优势卵泡能继续发育至成熟卵泡，并分泌雌激素。虽然血中 FSH 浓度暂时处于低水平，但雌激素并不因此减少，反而持续增加，其原因是雌激素可加强内膜细胞的分化和生长，使 LH 受体数量增加，从而加强雄激素的合成。较多的雄激素扩散到颗粒细胞，促进芳香化酶的作用，使雄激素转变为雌激素的速率加快。

至排卵前一天左右，血中雌激素浓度达到顶峰，在其作用下，下丘脑增强 GnRH 的分泌，刺激 LH 与 FSH 分泌，以 LH 的分泌增加最为明显，形成 LH 高峰。在 LH 峰出现前，卵母细胞已基本发育成熟，但由于包围卵母细胞的颗粒细胞分泌一种卵母细胞成熟抑制因子，使卵母细胞成熟分裂中止于前期。LH 峰出现的瞬间，高浓度的 LH 立即抵消卵母细胞成熟抑制因子对卵母细胞成熟分裂的抑制作用，卵母细胞恢复成熟分裂。LH 在孕酮的配合下，使卵泡壁溶解酶（如纤溶酶与胶原酶等）活性增加，导致卵泡壁融化和松解。此外，LH 又可使卵泡分泌前列腺素，后者促使卵泡壁肌样细胞收缩，于是卵细胞和附着的透明带、放射冠从破裂的卵泡壁处被排入腹腔，排出的卵子立即被输卵管伞捕获，并送入输卵管。LH 峰是排卵所必需。

在卵泡期，在雌激素作用下促进子宫内膜细胞的分裂和生长，子宫内膜也发生相应的变化，主要表现为内膜增厚，血管、腺体增多并变长，此期称为增生期。

（二）黄体期

在黄体期，黄体细胞分泌大量的孕激素和雌激素，血中孕酮和雌二醇的浓度因而明显升高。雌激素能增加黄体细胞上 LH 受体的数量，有利于 LH 促进孕酮的分泌，使孕酮维持于较高的水平。黄体期高浓度的孕激素和雌激素可抑制下丘脑 GnRH 和腺垂体 FSH 与 LH 的分泌。

子宫内膜在雌激素作用的基础上又接受孕激素的刺激，螺旋小动脉进一步扩大、弯曲，内膜细胞体积增大，糖原含量增加，腺管由直变弯，分泌含糖原的黏液，故称分泌期，一切为妊娠做好准备。黄体的寿命为 12 ~ 15d，若不受孕，黄体即退化，血中孕激素和雌激素浓度明显下降，子宫内膜血管发生痉挛性收缩，随后出现子宫内膜脱落流血，出现月经。雌激素和孕激素分泌减少，使腺垂体 FSH 和 LH 的分泌又开始增加，重复另一周期。

（裴轶劲）